AF299812

OBSERVATIONS

SUR

QUELQUES MALADIES CHRONIQUES,

ET SUR LES EFFETS

DES EAUX DE PLOMBIÈRES

DANS CES MALADIES.

Non omnibus nec semper balneis utendum.
Hypp. lib. III, de victûs rationé in acutis, cap. V.

Par M. MARTINET, D. M.

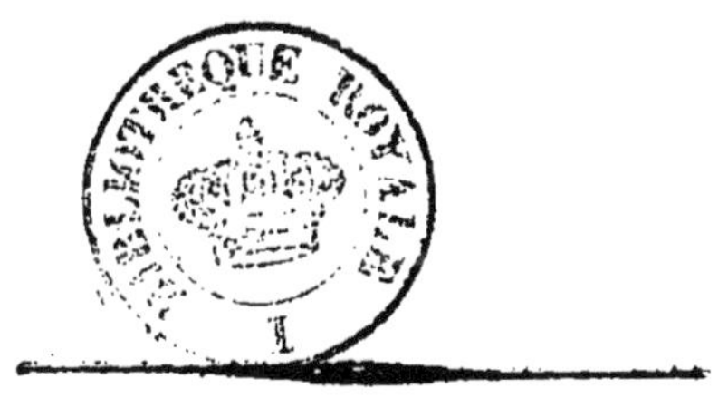

A NANCY,

Chez H. HÆNER, Imprimeur ordinaire du Roi, &c.

1791.

DISCOURS
PRÉLIMINAIRE.

LE célèbre Bordeu, que j'ai eu à peine le temps de connoître, mais des écrits duquel j'aimerai toujours à nourrir mon esprit, nous a laissé un modèle précieux de la manière dont les Médecins devroient écrire sur les maladies chroniques et sur l'usage des eaux minérales communément employées pour les combattre. Mais à combien peu d'hommes il est donné d'écrire comme ce savant Médecin ! Quel génie vaste, profond, hardi ! quelle sagacité dans le développement des causes et des effets des maladies et des remèdes, et dans le développement de la doctrine du vieilliard de Cos !

On peut même, en restant loin derrière lui, acquérir de la gloire dans son art. Je veux non pas avoir la folle présomption de faire des chefs-d'œuvres comme les siens, mais tâcher de l'imiter en développant l'utilité des eaux de Plombières dans certaines maladies, comme Bordeu l'a fait des eaux d'Aquitaine.

Mon but est d'être utile à l'humanité, et de mettre à même de connoître mieux un remède, les Médecins qui en sont éloignés et qui ne peuvent en juger par leur propre expérience.

Tous les hommes de l'art sont convaincus que ce n'est pas assez de connoître simplement la composition chymique d'un remède, pour l'ordonner avec succès. Ils savent fort bien qu'il est très-essentiel d'être instruit des faits de pratique, soit par leur propre expérience, soit par celle d'autres Médecins qui ont su les apprécier, et les analyser.

Des livres nous apprennent la dénomination et la qualité de toutes les eaux minérales de France. Mais que cette connoissance superficielle est loin de mettre le Médecin qui ne les a pas fréquentées, à même d'en ordonner l'usage avec tout le fruit possible ! on dit, par exemple, en parlant des eaux de Plombières, que ce sont des eaux savonneuses, des eaux alkalines, &c. cela ne suffit pas pour les connoître. Les eût-on même analysées, on ne pourroit pas se flatter de bien juger de leur effet.

Tous les Chymistes instruits ne font point de difficulté de convenir de cette vérité. Il n'y a que la pratique, disent-ils, qui puisse apprendre à quoi un remède est bon.

L'économie animale est un tout autre laboratoire que nos laboratoires de chymie. Les menstrues du corps humain, ses manipulations, ses capsules et ses creusets, sont tout autres que les nôtres.

Je n'ai pas envie de conclure que l'analyse chymique des eaux est inutile. Elle éclaire le Médecin jusqu'à un certain point, sur les effets dont il est témoin, ou qu'il attend.

Mais je veux dire que quelque difficile et quelqu'intéressante que soit l'analyse d'un remède, il est plus intéressant encore et peut-être plus difficile d'apprécier dans sa juste valeur l'action et les effets de ce remède sur l'économie animale; vu sur-tout le grand nombre de personnes qui en font usage, et qui ont des tempéramens différens et des causes de maladies très-variées.

Cette difficulté, si elle étoit sentie, devroit bien faire suspecter aux malades les conseils de toute personne qui n'est point de l'art. Rien n'est plus commun cependant que ces donneurs d'avis et que la manie de les écouter. Je n'entrerai point dans une longue discussion pour prouver combien cela est dangereux. Je dirai seulement que l'art de guérir étant le plus difficile de tous, il est plus raisonnable d'en croire celui qui en a fait son unique étude les trois quarts de sa vie, que celui qui ne s'en est jamais occupé que rarement, superficiellement et sans principes. L'expérience, dira-t-on, peut instruire tout le monde ? Oui, l'expérience instruit. Mais que de personnes confondent l'expérience avec la routine. Pour acquérir véritablement de l'expérience, il faut savoir observer ; pour savoir observer il faut être instruit. Voir les faits sans les discuter, sans les analyser, sans démêler les causes qui les produisent, sans savoir tirer les conséquences qui en découlent, n'est qu'une misérable routine, extrêmement meurtrière, quand elle est jointe à l'audace.

Un journal des faits discutés et détaillés est donc la meilleure manière de faire connoître un remède. Ce petit écrit n'est qu'un essai dans ce genre. Les années suivantes offriront, j'espère, une matière plus ample, des exemples plus multipliés.

L'analyse chymique des eaux de Plombières a été faite plusieurs fois dans des temps où la chymie n'étoit pas aussi perfectionnée qu'elle l'est de nos jours. On y a toujours trouvé comme dominante, la principale matière qui sert à les caractériser ; je veux parler du natrum ou alkali marin. Un de mes amis, Médecin aussi intruit, qu'habile chymiste, M. Thouvenel, se propose depuis plusieurs années de faire l'analyse des eaux de Plombières, comme il l'a déjà faite de plusieurs autres sources, et comme il doit la faire de plusieurs autres encore. Des occupations intéressantes nous ont privés de ce travail, ou plutôt n'en ont que retardé l'exécution. Mais un autre Chymiste très-versé aussi dans son art, nous a donné, depuis peu, l'analyse des eaux de Plombières. Je suis persuadé que l'on peut partir du résultat de ses expériences, sans craindre de commettre aucune erreur grossière, dans l'appréciation que l'on peut se permettre de faire de la vertu de ces eaux, d'après des idées théoriques et spéculatives : mais encore une fois c'est d'après des faits de pratique particulièrement que je veux argumenter.

Je diviserai ce petit Ouvrage en trois chapitres. Dans le premier j'exposerai quelques principes sur les causes des maladies et des maladies chroniques sur-tout, et sur la manière dont la nature les combat, soit seules, soit conjointement avec les remèdes. Dans le second, je parlerai des vertus de l'eau en général, de celle des eaux de Plombières en particulier, et des diverses manières d'employer l'eau pour le traitement des maladies. Dans le troisième, je rapporterai des exemples de plusieurs maladies chroniques traitées par les eaux de Plombières.

Avant d'entrer en matière, je vais exposer quelques idées générales sur la nature de l'homme; elles pourront paroître un hors d'œuvre à plusieurs lecteurs; n'importe, je crois que le vrai Médecin doit s'attacher à connoître l'homme tout entier, et non simplement son corps, qui n'est en quelque sorte que son écorce.

Rien n'est plus commun que d'entendre dire et aux savans, et aux ignorans, le moral influe sur le physique, le physique sur le moral : un tel n'est malade que d'imagination; c'est l'imagination qui produit ces effets; et par une bizarrerie qui se rencontre bien fréquemment chez les humains, rien n'est plus commun en même temps que d'entendre ces hommes dire, que chez nous tout est matière, et de les voir tourner en ridicule tout ce qui a trait à l'existence ou à l'action d'un être spirituel, d'une ame, en un mot.

Il me paroît donc convenable d'établir d'une manière solide toute vérité à ce sujet; et qu'on ne dise pas que cette tâche n'appartient point au Médecin; je répondrai avec M. le Mort de Metigni : *C'est à la Médecine seule qu'il appartient de définir l'homme, puisque tout entier il est l'objet de cet art sublime; et de quel droit les autres parties de la science* ont-elles osé porter la main sur un objet dont elles ne connoissent pas même l'écorce? Toutes les sciences doivent, à la la vérité, concourir à former le Médecin ; mais outre l'art de raisonner, que le Médecin possède, comme les Philosophes, les Géomètres, les Méchaniciens, les Physiciens, &c. il a de plus la connoissance des phénomènes de la vie, et celle de la structure des lieux où ils se passent. On dira peut-être que le corps étant l'objet principal de la Médecine, il est indifférent pour cette science d'avoir une définition et des notions plus exactes de la substance spirituelle qui habite ce corps. A cela je réponds que le corps n'est que matière, et que c'est principalement de la partie qui est sentante et agissante dans l'homme que le Médecin doit s'occuper. C'est donc en pratiquant son art qu'il peut acquérir les connoissances les plus lumineuses sur la nature de l'homme. Et d'abord il commence sa carrière par l'étude non moins rebutante qu'admirable de la structure du corps. Il contemple, il touche, il tourne, retourne cent et cent fois les unes après les autres les différentes parties qui le composent ; les os, les cartilages, les ligamens, les membranes, les tendons, les muscles, les aponeuroses, le tissu cellulaire, la peau, la graisse, les vaisseaux artériels, veineux, les nerfs, &c. il examine la structure, la forme, la position, les relations, l'usage, les dégénérations de ces diverses parties ; il les examine sur un grand nombre de cadavres, afin de connoître les variétés ; il cherche à acquérir ensuite la connoissance du jeu de tous les organes, et dans l'état de santé, et dans l'état de maladie ; il passe la plus grande partie du jour pendant bien des années, dans des lieux où gissent à la fois plusieurs milliers de malades de tout âge, de tout sexe, et attaqués de toutes les maladies ; il interroge avec tous ses sens la nature, et tâche de discerner ses efforts salutaires d'avec ses écarts ; il ne se contente pas de chercher à connoître la matière organisée, animale et vivante dans l'homme et dans les animaux, il l'étudie aussi dans les corps des deux autres règnes de la nature, le végétal et le minéral. La physique générale et particulière, céleste et terrestre, l'histoire naturelle, la chymie, la botanique, tout ce qui regarde en un mot les lois, les propriétés, les usages de la matière et du mouvement, l'occupent et font son étude continuelle. Après avoir contemplé toute la nature, après avoir lu presque tous les bons livres qui traitent de ces objets, qui plus que le Médecin, praticien intelligent et philosophe, doit être en état de connoître l'homme et son auteur ?

Sous quelque point de vue qu'il envisage la matière, il la trouve inerte et passive. Il a beau chercher dans ce vaste univers la cause de son existence, il ne peut l'y rencontrer; une cause essentiellement active, infiniment intelligente ne se trouve en effet, ni dans aucun des êtres qui composent cet univers, ni dans la collection de tous ces êtres : donc, en conclue-t-il, il existe nécessairement une cause première, distincte du monde, un Dieu enfin; quelque difficulté qu'il trouve à se faire une idée complette de cet être infini, ferme comme un roc sur son premier principe, il se rit des efforts vains des athées, et n'en croit pas moins qu'il existe cet Etre éternel, infiniment bon, infiniment sage, infiniment juste et créateur de tout ce qui existe; il sait le dire à lui-même !

» Ce qui fait que tant de mortels ne peuvent admettre
» l'idée de création, c'est que trop accoutumés à voir qu'ils
» ne peuvent rien faire sans employer une matière déjà exis-
» tante, ils ont la puérilité de mesurer la puissance du
» maître du monde, sur les bornes du pouvoir qui leur
» est propre, comme si la comparaison étoit faisable. «

Ramené continuellement à l'homme, l'objet favori et prin-cipal de ses études, le Médecin n'a pas de peine à découvrir

qu'il existe dans ce chef-d'œuvre de la création un autre principe que la matière, principe qui est la source de sa sensibilité et de son activité. En effet, il voit l'homme sensible au
plaisir et à la douleur; il le voit exercer des actions libres
et spontanées. Or, il trouve une impossibilité absolue à
accorder l'unité de sensations et la liberté d'actions, avec un
composé de pure matière inerte et passive, obéissant nécessairement aux lois du mouvement.

L'homme sent, pense, veut, agit. Il y a unité dans les
sensations, dans la pensée, dans la volonté, il y a liberté
dans l'action. Mais il est absurde de vouloir concilier cette
unité de sensation, de pensée, de volonté avec l'hypothèse
qui admettroit que chaque molécule de matière sent, pense
et veut. Il faut donc se rabattre à dire ou que la pensée
résulte de l'action du jeu des différentes molécules de matière qui composent le corps, quoique non pensantes, comme
on voit l'harmonie résulter de différens sons qui ne sont
point harmonieux, ou qu'il peut exister dans chaque homme
une molécule de matière privilégiée à laquelle Dieu a accordé
le don de la pensée. Mais ces deux suppositions sont également absurdes. D'abord, pour que le raisonnement tiré de la
comparaison de l'harmonie qui résulte de sons non harmonieux valût quelque chose, il faudroit que l'harmonie
fût un être qui sentît lui-même l'harmonie, comme le principe interne de l'homme a le sentiment de ses sensations et
de ses perceptions. En second lieu, quoique le champ des
possibilités soit vaste, quoiqu'il soit téméraire à l'homme,
dont l'intelligence est si bornée, de vouloir fixer ce qui est
possible à Dieu, quoique l'argument de Voltaire ne s'appuie
que sur un peut-être, quoique cette hypothèse ne détruise
ni l'unité, ni la simplicité de l'ame; voici cependant ce que
j'y réponds. La pensée n'est que l'ame pensante; la volonté

n'est que l'ame voulante : l'ame est donc un sujet actif qui pense, qui médite, qui veut.

Mais comment transplanter, enter, pour ainsi dire, sur un sujet inert, inactif, une faculté qui ne peut appartenir qu'à un sujet actif ? Pour faire d'une molécule de matière, une ame sentante, pensante, voulante, il faudroit donner l'activité pour attribut à un être, dont l'inactivité est aussi un attribut ; en un mot, il faudroit faire de la matière un être qui ne fût plus matière ; mais le dernier rempart des matérialistes est de dire, qu'est-ce que peut-être un esprit, un être qui n'est pas matière ? Nous ne le concevons pas, 1.° parce qu'on ne conçoit pas une chose, ce n'est pas une raison de la nier ; 2°. ceux qui ne veulent pas admettre les esprits, parce qu'ils ne conçoivent pas ce que c'est, ne devroient pas admettre non plus la matière, parce qu'ils n'en connoissent pas mieux la nature. Je défie tous les Philosophes de l'univers de me dire ce que c'est qu'une molécule d'air, une molécule de feu. Ils me diront que l'air, le feu produisent tels et tels effets, et bien on leur répondra, que les substances spirituelles, les ames produisent tels et tels effets. Enfin un être purement matériel est incompatible avec la liberté d'actions. Or, l'homme est libre ; il le sent, il en convient quand il est de bonne foi, et parmi toutes les preuves que j'en pourrois apporter, je n'en choisirai qu'une. L'homme a la faculté de mentir. Mentir c'est parler contre sa pensée. Mais si la pensée étoit un effet méchanique et nécessaire, comment se pourroit-il que le même principe dans l'homme fût nécessité, violenté dans la production de telle pensée, et qu'il fût nécessité en même temps, d'exprimer, d'articuler le contraire de cette pensée ? je ne crois pas qu'on puisse imaginer d'absurdités plus révoltantes.

Le Médecin, dans l'étude et la pratique de son art, trouve mille occasions de se convaincre des vérités que je viens de démontrer sur l'existence de Dieu et sur la nature de l'homme ; il étudie ce dernier dans l'état de maladie et dans l'état de santé, et dans tous les deux il lui offre une infinité de phénomènes qui, loin de ramener le Médecin au matérialisme, l'affermissent au contraire dans sa croyance d'un principe immatériel, actif, sentant, voulant, distinct du corps sur lequel il agit, par l'intermède duquel il reçoit des sensations, et avec lequel, en un mot, il constitue l'homme sur ce globe. Tous les jours le Médecin rencontre des malades chez lesquels la machine est prête à se dissoudre, et chez lesquels les facultés intellectuelles n'éprouvent pas la moindre lésion. Tous les jours il voit des êtres dont ces facultés sont tout à fait interverties, sans qu'il paroisse la moindre altération dans la machine physique et dans ses fonctions. Loin de croire pour cela l'homme une pure machine, il raisonne conséquemment aux principes qu'il s'est faits, et ne voit pas qu'il soit nécessaire d'en changer pour se rendre raison de ces phénomènes (1); il regarde le corps de l'homme comme une machine, qu'une substance spirituelle et active fait mouvoir, mais qui en même temps, à raison de deux qualités réelles et incontestables, la sensibilité et l'irritabilité, est impressionnable par les objets distincts d'elle et hors d'elle; il est persuadé, d'après mille observations, que l'ame agit spontanément et à sa volonté sur le corps, que le corps agit sur l'ame; que celle-ci s'instruit et se perfectionne à l'aide des sensations et des idées qu'elle reçoit par

______

(1) Quand je dis que le Médecin se rend raison de ces phénomènes, je ne veux pas dire qu'il en développe le méchanisme, comme un ouvrier développeroit celui d'une machine qu'il auroit faite, mais je veux dire seulement, qu'il n'y a point d'absurdité dans ses hypothèses, comme j'ai démontré qu'il y en avoit dans celles du matérialisee.

l'intermède des sens ; il n'a pas du tout de peine à imaginer, parce qu'il n'y a rien d'abfurde à cela, que l'auteur de la nature a voulu qu'il existât entre l'ame et le corps des rapports d'action et de réaction tels que l'ame ne pût recevoir telle impression, que posée telle ou telle disposition dans les fibres du corps, et que le corps ne pût obéir à l'ame que posée telle ou telle disposition dans les molécules de matière organique qui le composent.

L'ame acquiert donc, par le moyen des sens corporels, des idées, des notions, des connoissances des objets hors d'elle. A l'aide de diverses facultés dont l'ame est douée telles que la réminiscence, la mémoire, l'attention, &c. et à l'aide de la réitération des impressions des objets faites sur elle par l'intermède des sens, elle augmente le nombre de ses idées, de ses notions, et en un mot, se perfectionne.

Quoique la comparaison suivante soit fausse et grossière, nous l'emploirons pour éclaircir la question présente L'on peut comparer l'ame à un musicien, et les organes des sens à un instrument. Si l'instrument est mauvais et en désordre, le musicien aura beau être habile, il ne pourra en tirer que des sons discordans et désagréables : l'ame pourra donc de même ne tirer du corps que des mouvemens et des discours désordonnés, si ce corps est en désordre, et ce corps malade pourra ne communiquer à l'ame que des impressions désordonnées, & de-là, le défordre dans les idées, de-là, la douleur, &c.

Mais toutes les fibres ne sont pas destinées à faire naître, ou à rappeller les mêmes idées (1).

Tout dérangement dans la machine de l'homme, c'est-à-

---

(1) On n'a qu'à lire à ce sujet l'essai analytique des facultés de l'ame, du célèbre Bonnet de Genève ; et en général on pourroit renvoyer tous les incrédules, tous les matérialistes et tous les demi-savans aux ouvrages immortels de ce profond scrutateur

dire, dans son corps, n'altère pas ses sacultés intellectuelles. Mais toutes les fois que ces facultés sont interverties, on peut être assuré qu'il y a désordre physique dans les fibres organiques propres ou destinées à leur exercice; et ce désordre peut très-bien exister sans qu'il y en ait la moindre apparence dans les fonctions d'autres organes, tels que ceux de la digestion, les muscles, &c.

Mais, dira le matérialiste, en admettant même cette double substance dans l'homme, c'est-à-dire, une substance matérielle qui est le corps, et une substance spirituelle qui est l'ame, il est impossible que ces deux substances puissent agir l'une sur l'autre.

L'on voit que c'est toujours la même manière de raisonner. Je ne conçois pas cela, donc cela est impossible.

Essayons encore d'éclaircir la difficulté. Les hommes sont habitués à voir les corps agir les uns sur les autres, et se communiquer du mouvement : et ils ne peuvent se mettre dans la tête qu'un corps puisse exercer une action sur un autre être qui n'est pas corps. Cependant il est certain que le mouvement existe dans la nature (j'entends par mouvement non pas la locomotion d'un corps ou de ses parties, mais la cause de cet effet) ; or, le mouvement est une cause active. Ce n'est point une modification de la matière, c'est au contraire la cause de toutes les modifications de la matière. Quel physicien se chargera d'expliquer comment se fait la communication du mouvement entre les corps ? Quel philosophe assez profond nous dévoilera ce méchanisme ? Le corps **A** mis en mouvement frappe le corps **B**, et il le met aussitôt en mouvement, sans perdre un atome de sa matière, et sans que le corps **B** en reçoive la plus petite parcelle. Le

---

de la nature. Ils y apprendront la manière d'étudier les merveilles de l'univers ; l'homme sur-tout, et le grand Etre auteur de tout.

mouvement principe nous offre donc l'exemple d'une cause active non matérielle qui agit sur la matière. La volonté, ou l'ame voulante, quoique principe non matériel, peut donc aussi agir sur le corps de l'homme qui est matière. La matière paroît donc n'être que l'instrument, le moyen de la communication, de la circulation du mouvement. Donc le corps humain peut aussi servir d'instrument, de moyen de communication d'action de la part du corps étranger à l'ame. Nous pouvons donc rejeter comme fausse toute idée qui présente comme impossible l'influence réciproque entre la substance spirituelle et la substance matérielle.

Cela posé, les expressions suivantes ; *le moral agit sur le physique et le physique sur le moral, l'imagination produit tels effets.* Ces expressions, dis-je, n'offrent plus un sens louche, il est au contraire intelligible. Je vais citer un exemple qui rendra la chose encore plus claire.

Une personne bien portante apprend la mort d'une mère tendre et chérie. Ces mots : *elle est morte,* font sur elle une telle impression que tout son corps se roidit et qu'elle demeure comme pétrifiée. Au bout d'une heure, on l'attendrit en lui parlant de la grande tendresse que sa mère avoit pour elle ; des ruisseaux de larmes coulent alors de ses yeux, et ses membres deviennent souples. Voilà sans contredit un exemple de l'influence du moral sur le physique. On pourroit en citer cent mille autres : j'ai été témoin de celui-ci. En analysant ce fait, on trouvera d'abord que ces mots, *elle est morte,* ont agi physiquement sur l'ouie de la jeune personne. L'ame avertie de l'impression faite sur ce sens, a eu sur le champ une idée extrêmement désagréable et poignante, et elle a communiqué aussi sur le champ une action vive et brusque aux fibres nerveuses et musculaires ; et cette action a été d'autant plus vive, que ses fibres étoient plus irritables. Delà la roideur de ses membres. Après une heure de contention et d'irritabilité dans l'ame & dans le corps, on parvient à donner à l'ame, toujours par l'intervention de l'organe de l'ouie, des idées douces et tendres ; alors l'ame passe graduellement et à mesure qu'on lui imprime ces idées nouvelles, de l'état de stupeur où elle étoit, à un état dépanouissement, mais toujours mêlé de tristesse, elle communique un état analogue aux fibres du corps, et delà le relâchement et les pleurs. Ici l'influence du physique sur le moral et du moral sur le physique est on ne peut mieux marquée.

Quand on dit que l'imagination est la cause de tels ou tels effets produits dans l'économie animale, on peut avoir très-souvent raison ; mais ce n'est pas à dire pour cela que que ces effets soient des effets sans cause. L'imagination est une faculté de l'ame très-active et très-énergique, ainsi que la volonté. Elle peut donc, comme la volonté, produire des effets très-réels et qu'on peut nommer physiques à raison de la substance sur laquelle elle les opère. On en cite beaucoup de ces effets de l'imagination, mais le plus grand nombre consiste dans des effets nuisibles et fâcheux. Il y en a pourtant d'heureux, et je ne crois pas impossible de disposer l'imagination à en produire de ces derniers. Quand l'imagination est constamment dans un état déréglé, alors il y a maladie qu'on nomme folie. Le traitement de cette maladie doit consister également et dans des remèdes physiques, et dans des remèdes qu'on nomme moraux. C'est de l'heureuse combinaison de ces deux moyens que dépendra le succès. Mais cette matière n'est pas du ressort de ce discours préliminaire.

L'homme est donc de sa nature un être mixte, c'est-à-dire, composé de deux substances, l'une spirituelle, l'autre matérielle ; de manière que ces deux substances influent et agissent l'une sur l'autre. L'ame n'a des idées que par les sens. Les organes des sens, quand ils sont dans un état naturel, quand ils ne sont point malades, venant à être actionnés de telle manière, l'ame en est aussitôt avertie (1). Si les fibres organiques sont malades, alors l'ame ne perçoit ni ne sent l'impression faite sur les organes. La communication est interrompue. Le musicien reste le même, mais son instrument est cassé, ou dérangé.

Le Médecin, dans l'étude et la pratique de son art, doit chercher à connoître la force de cette influence réciproque de l'ame sur le corps et du corps sur l'ame, chez les indifférens individus qu'il traite. Cette connoissance est bien essentielle pour ne point commettre de faute grave dans bien des cas.

L'empire des facultés morales offre le spectacle de bien des phénomènes plus ou moins bisarres, plus ou moins intéressans. Mais en général on peut réduire à quelques effets principaux, ceux produits par les affections de l'ame. La crispation ou resserrement porté jusqu'au spasme et même jusqu'aux convulsions en est un, occasionné fréquemment par le chagrin cuisant, qui est plus ou moins subit, plus ou moins inattendu. Le relâchement ou la détente en est un autre, occasionné par le découragement, la tristesse, et quelquefois par la joie qui succède à un chagrin qui avoit crispé fortement, ainsi qu'on l'a vu dans un exemple ci-dessus. Ces effets de crispation, de détente peuvent en amener de secondaires plus ou moins différens les uns des autres, suivant les organes qui seront affectés, suivant les secrétions et excrétions qui seront gênées, suivant le tempérament des sujets, &c. Un autre effet encore des facultés morales, c'est de fatiguer beaucoup certains organes, tandis que ceux destinés à la digestion, à la circulation, au mouvement des muscles restent dans l'inaction. Telles sont les

-----

(1) Et a telle idée, telle sensation.

fortes contentions d'esprit, chez les personnes de cabinet, chez les hommes de lettres.

L'ame, d'après tout ce que nous avons établi ci-devant, a un empire bien manifeste, une influence incontestable sur le corps ; mais outre cet empire, outre cette influence de l'ame, il existe encore d'autres causes qui entretiennent la vie et la santé dans l'homme. Car l'ame qui peut agir à sa volonté sur les muscles et faire mouvoir les membres, ne le peut plus lorsque ces membres sont paralysés. Elle a beau vouloir alors les faire agir, elle ne peut en venir à bout.

Les sthaliens faisoient exécuter toutes les fonctions du corps par l'ame. Selon eux, les maladies n'arrivoient que par la négligence de l'ame. Ce système donnoit trop d'extension à l'empire de la substance spirituelle. Elle agit, sans contredit, sur le corps, comme nous l'avons démontré ; mais malgré cela, quantité d'opérations s'exécutent dans l'économie animale, indépendamment de la volonté de l'ame. Il existe donc un autre principe qui entretient les fonctions du corps humain vivant. Quel est-il ce principe ? c'est ce que les Philosophes et les Médecins n'ont pas encore pu déterminer. Hyppocrate lui-même n'a rien dit de clair sur cette matière.

Il y a dans le corps humain des solides et des fluides. Les fluides circulent. Les solides, en vertu d'une propriété qu'on nomme irritabilité, sont susceptibles d'entrer en contraction, quand ils sont actionnés soit par les fluides du corps, soit par des corps étrangers solides ou fluides, mais cette propriété des solides, l'irritabilité, ne s'exerce que par l'intervention d'un stimulant. Que fait ce stimulant ? Il donne à la fibre une impulsion, qui la fait se contracter ; cette impulsion se communique de proche en proche, et de-là l'action vitale des solides qui réagissent sur les fluides, et ceux-ci à leur tour, sur les solides, et ainsi de suite. Ce qu'il y a d'admirable dans cette machine humaine , c'est d'obéir ainsi , sans se détraquer, à deux puissances , l'une nécessaire qui sont les lois physiques, l'autre qui est la volonté de l'ame. Quel est ce stimulant qui excite l'irritabilité des solides ? L'ame n'a qu'à vouloir que le bras soit mû , aussitôt il est mû. L'organe par lequel l'énergie de la volonté est transmise aux muscles du bras paroît n'être autre chose que les nerfs. L'ame veut, voilà une action. Cette action communique le mouvement principe aux nerfs , ceux-ci aux muscles, ceux-ci aux os , et voilà le membre en action. Un corps étranger vient à agir sur le bras , cette action est communiquée à l'ame de la même manière que nous venons de voir que l'ame la communiquoit au bras , c'est-à-dire, par le moyen des nerfs et du mouvement principe. Voilà comme je conçois le principe vital. Voilà l'idée que je m'en forme. Mais je suis loin d'assurer que c'est-là la seule et véritable idée qu'on puisse en avoir.

Je résume en deux mots. Outre l'ame, principe actif et libre, il y a encore un autre principe actif et non libre, qui peut être est ce mouvement principe , qui préside à l'entretien des fonctions du corps humain vivant. C'est de l'étude de la manière d'agir de ces deux principes , que doit résulter principalement la science du Médecin.

OBSERVATIONS

SUR

QUELQUES MALADIES CHRONIQUES,

ET SUR LES EFFETS

DES EAUX DE PLOMBIERES

DANS CES MALADIES.

CHAPITRE PREMIER.

HYPPOCRATE (1) dit qu'il y a trois sources de maladies : la première est une surabondance d'humeurs, la seconde est un vice dans l'air ou dans la manière de vivre, la troisième consiste dans quelque choc violent, porté au corps humain, tel qu'une chûte, une blessure, un coup, un travail immodéré ou autre chose semblable.

(1). Lib. 4.ᵉ de morbis, cap. XIII. Principia à quibus morbi oriuntur, tria sunt ; atque unum quidem si copiosior humor extiterit, neque homo expurgetur, inde morbus oritur : alterum est, si quæ ex aere obveniunt incommoda et præter victûs rationem sint : tertium si quid violentum inciderit ; violentum autem esse dico et casum et vulnus et percussionem et immoderatum laborem et si quid aliud hujusmodi.

A ces causes de maladies assignées par le père de la médecine, causes qui sont réelles et fréquentes, on peut encore en ajouter d'autres, telles que les affections vives de l'ame, les poisons, des miasmes particuliers, et des germes de maladies qu'on apporte en naissant.

Comment agissent ces causes, par quel méchanisme troublent-elles l'équilibre des lois de l'économie animale? les vrais praticiens laissent la solution de ces questions à ceux qu'une vaine curiosité, qu'un désir ambitieux d'étaler de la science tourmentent, et ils s'occupent plus spécialement de détruire les effets funestes que ces causes ont produits, en observant les efforts salutaires que la nature fait pour cela, et en employant les moyens que leur expérience et celle des autres Praticiens leur ont appris être les plus efficaces, soit pour seconder la nature, soit pour la modérer, n'oubliant pas qu'ils doivent toujours la surveiller, et la laisser agir, quand elle fait bien.

La connoissance du méchanisme par lequel les causes agissent est peu connu. Mille systèmes plus ou moins différens les uns des autres et peu satisfaisans, suffisent pour prouver au tribunal de la raison du sage, que ce n'est pas par ce côté que l'on doit chercher à perfectionner l'art de guérir ; la connoissance des causes est plus essentielle et plus à la portée du Médecin. Mais ce qu'il y a sur-tout de bien intéressant pour son art, c'est la science des forces vitales, c'est la science de la manière dont la nature opère la coction et l'expulsion de la matière morbifique, c'est la science de distinguer les écarts de la nature de ses véritables efforts salutaires.

Les causes de maladies ne produisent pas toujours la maladie sur le champ ; les mêmes causes ne produisent pas toujours la même maladie ; des causes différentes occasionnent souvent la même maladie ; l'expérience constate ces vérités, et la théorie en donne des raisons assez plausibles.

Quelque soit le principe d'une maladie , seroit-ce même
une cause morale , elle finit presque toujours par être humorale. En effet, une affection de l'ame venant à déranger
l'équilibre, les lois des sécrétions et des excrétions sont bientôt troublées ; et si le dérangement de cet équilibre dure
longtemps, ou se renouvelle souvent, il est impossible qu'il
n'en résulte pas la surabondance d'une humeur qui auroit dû
être expulsée , ou la viciation d'une humeur recrémentitielle,
et par suite, désordre dans les fonctions des solides et dans
celles des fluides ; ce qui confirme en outre cette vérité,
c'est que l'on ne voit presque jamais de maladie se termi-
ner autrement que par des évacuations.

Les maladies provenant d'un vice de l'air, sont tantôt
aigues et très-meurtrières, tantôt chroniques. Ces mots *vice
de l'air* ne présentent pas toujours un sens bien clair ; ils
signifient quelquefois grande variété dans la température des
saisons, un froid, un chaud extrême, ou un passage subit
de l'un à l'autre. D'autres fois ils signifient qu'il y a dans le
fluide de l'atmosphère des miasmes delétères, qui venant
à pénétrer dans le corps, occasionnent promptement une
grande dégénérescence dans les humeurs et un trouble extrême dans l'économie animale.

Cependant l'effet de ces miasmes morbifiques dépend
beaucoup de l'état où ils trouvent les humeurs à l'instant où
ils entrent dans le corps, ainsi que de l'état de l'ame : car
il est d'expérience que dans certaines épidémies, certaines
contagions, dans la peste même, il y a des sujets qui ne
sont point attaqués, et d'autres qui ne le sont que très-légé-
rement, quoiqu'ils aient été en but aux mêmes principes de
maladie.

Les maladies occasionnées par des vices de l'air, ou par
défaut de régime, présentent toujours une matière morbi-

fique, un hétérogène qu'il faut expulser. J'en dirai autant des maladies dont la cause première a été une chûte, un coup, une blessure, un travail immodéré; elles finissent presque toutes par devenir humorales, c'est-à-dire, qu'elles ne se guérissent que par l'évacuation de quelqu'humeur.

Mais cela ne veut pas dire qu'il n'y a jamais d'autre source de maladie que dans les humeurs soit viciées, soit surabondantes ; les solides aussi entrent souvent pour beaucoup dans la cause du mal ; souvent il commence par eux, et finit par intéresser les fluides, tout comme il commence souvent par les fluides et finit par intéresser les solides.

Quelque soit l'espèce de l'humeur peccante, il faut, pour guérir l'individu malade, opérer l'évacuation de cette humeur. Mais avant d'obtenir cet effet, il faut préparer l'humeur à la coction, c'est-à-dire, qu'il faut lui faire subir un travail, une élaboration particulière, qui la rende propre à l'élimination. Cette coction s'opère, & par le mélange de principes médicamenteux avec l'humeur peccante, et surtout par l'action des parties solides, qui en la brisant, en l'atténuant, concourent à la coction et à l'évacuation. Je crois peu à la vertu des remèdes qui guérissent en changeant la *crase* des humeurs seulement. Pour guérir radicalement, il faut évacuer la matière morbifique, et rétablir les fibres organiques dans un bon état.

La coction se faisant, les vues du Médecin doivent se porter ensuite sur l'organe exécrétoire, par lequel l'humeur doit sortir. Le *quò vergit* d'Hyppocrate est, et sera toujours respecté des vrais Médecins. Intimement convaincus que la médecine d'observation est la meilleure, ils se rient, ou plutôt ils gémissent de l'ignorance et de la témérité de ces Charlatans, qui ne sachant pas observer, traitent toutes les maladies avec une audace imperturbable et par les remèdes les plus actifs, sans se soucier des indications de la nature. Le sage praticien, au contraire, sait temporiser quand cela

est nécessaire , et agir promptement et énergiquement quand
la nature le demande.

Souvent la cause de la maladie ne peut être découverte
tout de suite : le Médecin alors observe bien les symptômes,
leur marche , leur intensité ; il hasarde quelques remèdes, et
d'après la combinaison des idées que lui fournissent et les
symptômes et l'effet des remèdes , il parvient plusieurs
fois à la connoissance de la cause.

Il y a bien des questions et des recherches oiseuses qui
viennent de la part des malades et de leurs alentours. Le
Médecin doit toujours être extrêmement prudent et cir-
conspect. Il doit être occupé par - dessus tout , du soin de
sauver son malade et de respecter son art.

Une paralysie de la moitié inférieure du corps se présente,
par exemple, on ignore la cause, ou au moins on ne fait
que balbutier sur cela. Le Médecin ordonne quelques remèdes généraux dans l'intention que la nature se mette un
peu plus à découvert. Il ordonnera les bains , je suppose ,
et la boisson des eaux minérales. Les effets que produisent ces moyens lui servent d'indice, pour découvrir la
cause morbifique , ou le *quò vergit natura*. Si après trois
semaines , ou un mois d'usage d'eaux thermales en bains et
en boisson, le malade au lieu d'éprouver un bien-être, n'en est
que plus incommodé , alors le médecin en conclut que les
relâchans ne doivent pas être employés. Il ne sait pas encore
en quoi pèchent les humeurs. Mais il sait bien que les solides pèchent par trop de relâchement. Il essaye alors d'appliquer aux solides les stimulans, les toniques , et d'introduire dans l'intérieur des boissons analogues; après un certain temps, l'usage de ces nouveaux moyens amène des
sueurs critiques et qui soulagent le malade. Ces sueurs con-
tinuent, presque naturellement, et soulagent toujours davantage ; alors le Médecin suit l'indication de la nature , et
il parvient à découvrir que la cause de la maladie étoit une

humeur séreuse , ou de la transpiration et un grand relâchement des solides , qui avoient perdu leur ton naturel : et ce qui est un bien précieux pour lui, il parvient à connoître la route que veut prendre la nature pour se débarasser de son ennemi.

Je pourrois citer cent exemples et de maladies aigues , et de maladies chroniques, par lesquels il conste que la principale attention du Médecin doit être de bien observer la marche de la nature. Il s'embarasse souvent fort peu du nom de la maladie , ainsi que des *pourquoi* et des *comment* , dont l'assomment les questionneurs importuns : c'est à découvrir les efforts de la nature et les moyens par lesquels il pourra l'aider , la déterminer à quelque crise salutaire , qu'il s'occupe.

Les maladies épidémiques qui font souvent tant de ravages, et qui affectont si fréquemment des caractères différens , quoiqu'occasionnées par des causes à peupprès les mêmes, offrent des preuves multipliées que le Médecin doit s'occuper principalement de l'observation des forces vitales , et du *quò vergit*. C'est d'après cela qu'il se détermine pour tel ou tel moyen de préférence.

Quelque soit l'espèce de maladie qui attaque la vie, soit qu'elle soit brusque et violente, autrement dite aigue ; soit qu'elle soit lente dans son principe et ses progrès , autrement dite chronique, ce sont toujours les mêmes caufes, mais la marche est différente. L'art employe aussi les mêmes armes, mais en suivant une méthode différente ; et toujors il faut faire attention à la cause, au principe vital et au dessein de la nature. La bile , la pituite et le sang causent des maladies aigues et des maladies chroniques. Le lait en cause des deux espèces. Les passions vives en font autant. On employe aussi dans les aigues et dans les chroniques l'émétiqne , des saignées, des purgatifs , l'opium, les vesicatoires , &c. Mais pour le principe vital, il agit ordinairement et trop violemment dans les aigues , et trop peu énergiquement dans les chroniques. Je dois m'occuper principalement des dernières, c'est donc d'elles qu'il va être question, encore n'en choisirai-je qu'un petit nombre, celles par exemple, qu'on voit plus fréquemment à Plombières.

» Les premiers temps d'une maladie chronique » (dit M. Voullone dans son excellente Dissertation couronnée à Dijon) » diffèrent peu de l'état de santé, à l'exception » d'un petit fond de tristesse, dont on ne sauroit bien dé- » mêler la cause, rien n'est encore changé dans le malade, » il lui semble que dans l'exercice des fonctions de la vie, » il trouveroit la même facilité, la même liberté, s'il » pouvoit y trouver le même plaisir : c'est-à-dire, que la » nature, en quelque sorte, sans défiance sur les premières » impressions du principe morbifique, lui permet de se for- » tifier et de s'accroître. Faut-il s'étonner si les premiers » progrès de la maladie ne sont plus marqués que par les » pertes de la nature ? ce n'est plus une tristesse obscure, » c'est un abattement réel et sensible ; l'exercice des fonc- » tions n'a pas seulement perdu pour elle ce qu'il a d'agréa- » ble, il devient de jour en jour plus pénible, et le senti- » ment de cette peine, loin de la réveiller, ne fait que » l'abattre d'avantage. La décoloration, l'amaigrissement, » la langueur, tout annonce que la nature perd insensible- » ment ses forces, presque sans les employer, qu'elle se » laisse vaincre, presque sans se défendre ; aussi l'issue est-elle » ordinairement funeste ; les organes affoiblis élaborent » toujours moins parfaitement les sucs destinés à les réparer. » Les liqueurs ne pouvant plus atteindre au degré de vie » nécessaire pour entretenir et solliciter l'action des solides, » elles s'en éloignent tous les jours davantage, et devien- » nent enfin étrangères en quelque façon à la nature, pour » qui elles ne sont plus qu'une espèce de surcharge ; dès- » lors paroissent les engorgemens œdémateux, ou les flux

» colliquatifs : dans l'un et l'autre cas le rallentissement gé-
» néral de tous les mouvemens, et enfin leur cessation ab-
» solue, ou la mort. «

Le Médecin Théoricien peut dans son cabinet embrasser tel ou tel système ; mais le Praticien qui passe sa vie auprès des malades, et qui sait réfléchir sur ce qu'il voit, ne sera jamais ni humoriste, ni solidiste, ni animiste exclusivement. Il sera convaincu que les humeurs jouent un grand rôle dans les maladies, parce que presque toutes se terminent par des évacuations d'humeurs ; il saura aussi que toutes les humeurs ne doivent pas être altérées, ni amenées à l'état de coction par les mêmes moyens ; il sera persuadé que les solides ne jouent pas un rôle moins intéressant ; leur irritabilité qui est la source de leur action et de leur réaction, lui offre une étude importante des stimulans, c'est-à-dire des moyens actionnans qu'il doit employer pour agir ; les facultés de de l'ame, ses relations et son empire ne lui sont pas inconnus. Le principe vital physique, c'est-à-dire, les lois du mouvement appliquées à l'économie animale, soit pour l'entretien de la santé, soit pour son rétablissement, lui paroît un objet trop essentiel pour qu'il le perde jamais de vue.

Les maladies chroniques dont nous allons parler sont les obstructions, les maux de nerfs, les rhumatismes, les affections laiteuses, les maladies de la peau, les paralysies.

Ces maladies offrent sans doute au Médecin des phénomènes très-variés, qui lui font soupçonner des causes très-différentes, et le font recourir à des moyens de traitement très-différens. Cependant rien n'est plus vrai que la même humeur, le lait, par exemple, ou l'humenr dartreuse peut occasionner des obstructions, des paralysies, des maux de nerfs, des rhumatismes ; rien n'est plus vrai non plus, que la même humeur peut exiger de la différence dans le traitement suivant le lieu où elle se fixe ; mais sur-tout suivant la constitution physique et morale du malade, suivant l'âge et le sexe, et suivant la manière d'agir du principe vital.

Un malade vient consulter un Médecin, il fait un détail plus ou moins bien circonstancié de sa maladie, de sa manière de vivre, des remèdes qu'il a tentés; le Médecin souvent sait donner un nom à la maladie, même lui assigner une cause, et dresser sur le champ une ordonnance; la crainte de paroître trop peu versé dans son art précipite ainsi souvent son jugement.

Mais livré ensuite à ses réflexions, que de difficultés ne trouve-t-il pas pour se rendre compte des vraies causes, du vrai siége de la maladie, des moyens les plus efficaces pour l'attaquer ?

Les obstructions qui ont lieu dans presque toutes les maladies chroniques, se préparent de loin, et le mal est déjà bien grave pour l'ordinaire, quand il est rendu sensible au tact.

Les peines d'esprit, une vie molle et oisive, des maladies terminées par des crises imparfaites, un abus de liqueurs ou de médicamens astringents sont les causes les plus communes des obstructions. Les trois quarts des femmes riches et qui ne font aucune espèce d'exercice, et dont la vie est semée d'intrigues et de chagrins domestiques en sont attaquées; les ivrognes, les pauvres gens qui n'ayant pas le temps d'être malades, prennent des remèdes violens et austères pour arrêter leurs fièvres, en sont aussi très-souvent affectés.

Le chagrin porte principalement son impression sur la région épigastrique, c'est dans cette partie et les voisines que l'on ressent alors un serrement pénible; ces impressions fâcheuses venant à être réitérées fréquemment, on ne tarde pas à voir les organes de ces régions exécuter mal leurs fonctions, l'estomac est dérangé dans ses appétits et il digère mal; le canal intestinal, le foie et la rate, et la matrice chez les femmes, sont aussi bientôt troublées dans leurs fonctions. Quel est le Médecin qui ne rencontre pas tous les jours dans sa pratique de la tension, de la dureté, des obstructions bien sensibles dans l'épigastre, les hypocondres, et le bas-ventre, chez les personnes qui ont éprouvé beaucoup de chagrin? du désordre occasionné fréquemment dans les solides des organes susdits, il doit s'en suivre immanquablement un dérangement dans leurs fonctions : c'est-à dire que la circulation sanguine, les excrétions des glandes, leurs sécretions se font mal, delà un vice dans les fluides : c'est une surabondance de sang, de bile, de pituite ou d'autre humeur, delà des stases, des adhérences, des engorgemens, des obstructions, et enfin des squires. Une maladie terminée par des crises imparfaites produit aussi des effets semblables, des organes affoiblis par une lutte un peu longue et empâtés par le résidu de l'humeur que la crise n'a pu évacuer, finissent par des engorgemens et des obstructions ; les liqueurs fortes, les médicamens astringens et mal appliqués, sont capables d'opérer les mêmes désordres dans les solides et les fluides ; on en a de fréquens exemples dans les ivrognes qui, pour la plupart, terminent leur carrière par des obstructions et des hydropisies ; c'est aussi ce qui arrive peu rarement à ceux qui veulent arrêter trop tôt des fièvres intermittentes par l'usage du quinquina ou d'autres remèdes stiptiques.

Voyons maintenant comment la nature et l'art travaillent efficacement à la guérison des obstructions. Le moyen le plus énergique que la nature employe pour cela, c'est la fièvre. Que se passe-t-il durant la fièvre? Il y a et plus de mouvement et plus de chaleur dans l'économie animale. En outre, j'ai presque toujours vu, que quand une obstruction veut se détruire, elle se gonfle, ce qui annonce qu'il s'y fait un travail, que l'humeur morbifique se brise, s'atténue, et occupe plus d'espace. Je crois donc que les moyens que l'art

employé avec succès dans ces maladies, agissent principalement, en excitant, en réveillant le jeu des solides, en occa-
sionnant même souvent un véritable mouvement fébrile.
Dabord, ces médicamens agissent sur les solides des premières voies, et en remontant leur ton, leur mobilité, leur
action, ils les mettent en état de commencer le travail si
nécessaire pour la coction de l'humeur. Ensuite il peut bien
passer dans le sang une partie des principes que contiennent
ces remèdes, et le sang enrichi de ces principes nouveaux,
peut actionner d'avantage les vaisseaux dans lesquels il circule, et augmenter par-là la quantité du mouvement : les
émanations en outre qui s'échappent, des vaisseaux et qui se
répandent comme en torrens dans le tissu cellulaire, peuvent devenir plus actives, actionner davantage les solides et
exciter le travail dans la partie malade. Je crois aussi que
les remèdes peuvent agir en se mêlant aux humeurs sta-
gnantes, et en diminuant leur spissitude. Mais je crois que
leur action principale se passe sur les solides, et qu'ensuite
elle opère sur les fluides. C'est d'après l'observation, et
d'après des guérisons très-difficiles en ce genre, que je me
crois fondé à penser ainsi. Je vais en citer un exemple.

Me. *** avoit presque tous les viscères du ventre obstrués
ou engorgés. Jeune encore, et d'une taille très-mince, son
ventre étoit devenu énorme. La matrice, le foie, la rate,
le mesentère étoient considérablement entrepris. Après bien
des remèdes fondans et désobstruans, son état ne faisoit
qu'empirer, et de l'avis des plus grands maîtres de l'art de la
Capitale, elle ne pouvoit échapper à la mort. Elle eut re-
cours à un autre Médecin, qui employa d'autres moyens,
qui remontèrent les nerfs et les solides en général. Il commença à se faire un travail dans toute la machine. La nature
se déclara enfin par une expectoration abondante de pituite
ou de glaires. Il est incroyable combien elle en a rendu.
Le Médecin se garda bien de gêner le travail de la nature,

ni de changer sa direction, quoiqu'elle parût alarmante à bien des gens. Cette nature s'est reposée à plusieurs reprises, mais soutenue par les mêmes moyens, elle recommençoit son travail. Les engorgemens et les obstructions se sont fondus au point qu'au bout de deux ans, la malade avoit recouvré sa fine taille, et une santé assez bonne, pour pouvoir vivre dans la société comme tout le monde. On peut dire que cette cure démontre l'activité des solides sur les engorgemens et les obstructions, parce que la malade n'usoit d'aucun médicament liquide. Les nerfs sur-tout furent ramenés à des mouvemens plus réguliers, par un effet du moral sur le physique.

Je ne craindrai pas de dire que le peu de succès que l'on obtient dans le traitement des obstructions, vient de ce que les Médecins ne savent pas exciter à leur gré le mouvement fébrile qui seroit nécessaire, et de la trop grande propension que l'on a à vouloir toujours arrêter par des calmans les douleurs qui accompagnent fréquemment le travail utile qu'excite la nature ; et enfin de la difficulté qu'on rencontre à dissiper les peines de l'esprit, et à faire renoncer les malades à des habitudes vicieuses et enracinées dans le régime.

Les maux de nerfs affligent moins les hommes que les femmes ; en général ces maladies se rencontrent fréquemment chez les personnes d'un tempérament délicat, et qui ont l'ame sensible, et qui travaillent plus d'esprit que de corps ; tandis qu'on n'en trouve presque jamais atteints ceux qui sont fort robustes, qui mènent une vie active et sans soucis. L'hérédité, l'éducation sont les premières sources du mal, que la manière de vivre ensuite, et les différentes circonstances de la vie développent.

Les enfans, les femmes et les hommes délicats ont facilement des mouvemens spasmodiques et des convulsions. Tout nous porte donc à préjuger que les maladies de nerfs tiennent principalement à un relâchement du tissu de la fibre nerreuse, plûtôt qu'à un raccornissement ou trop grande tension de cette fibre. Ce qui le confirme encore, c'est que tout ce qui fortifie et corrobore éloigne, soulage, ou même guérit les affections nerveuses.

Les nerfs sont regardés généralement comme les organes du sentiment. Les Médecins et les Physiciens ne varient point sur cet article ; ils diffèrent seulement d'opinion quant à la manière d'expliquer comment ces organes exécutent leurs fonctions. Les uns prétendent que les nerfs sont comme les cordes d'un instrument, qu'ils agissent par des vibrations. Les autres veulent que les nerfs soient des tuyaux dans lesquels circule un fluide nerveux. Je ne m'arrêterai pas à exposer toutes les raisons que les partisans des deux opinions ont employées pour se combattre. Je dirai seulement que les nerfs ne peuvent être comparés à des cordes d'instrument, parce qu'ils sont d'une nature trop molasse, trop humide, et qu'ils ne sont point tendus ; en outre il me semble, que quoiqu'on ne découvre point de cavité dans les nerfs, cela n'empêche pas qu'ils ne puissent servir de conducteurs à un fluide très-délié tel que le fluide électrique, ou le feu principe ; ainsi que l'on voit le fer qui n'a point de cavité, et qui cependant sert de conducteur aux fluides électriques et magnétiques. Nous taxera-t-on d'avancer une absurdité, si nous disons que les nerfs peuvent être des conducteurs plus ou moins bons, suivant telle ou telle disposition organique, comme le fer peut être un conducteur plus ou moins parfait, suivant telle ou telle préparation ou modification qu'il subit ? Les nerfs sont encore d'excellens conducteurs d'électricité, lors même qu'ils sont tirés d'un cadavre. Combien ne doivent-ils pas être meilleurs encore quand ils agissent dans un corps vivant ?

Sans examiner ici si le fluide auquel les nerfs servent de conducteur, peut se vicier, nous dirons que la fibre nerveuse se nourrit et s'alimente comme les autres parties solides du corps

humain, que par conséquent elle est susceptible de contracter des vices, des défectuosités dans son ton, dans sa texture, dans son irritabilité, qu'enfin elle peut devenir plus
ou moins apte à bien remplir ses fonctions. Un vice héédi-
taire, une-éducation trop molle, une manière de vivre trop
délicate, une humeur, de mauvais remèdes, une maladie,
des passions trop tumultueuses peuvent concourir à produire
ces effets. Si l'ame réagit souvent brusquement sur les nerfs,
parce qu'elle est trop occupée d'idées qui la chagrinent, l'a-
gitent et la tourmentent, ces organes au lieu de s'accoutu-
tumer à exercer des mouvemens doux et bien ordonnés n'en
exerceront que de brusques et d'irréguliers, parce que l'auteur de la nature a voulu que l'effet fût proportionné à la
cause. Les objets extérieurs en outre qui, dans le cas d'une
constitution physique bonne et saine, ne produisent sur les
nerfs que des impressions douces et tranquilles, en produi-
ront de violentes et de douloureuses, en agissant sur des
nerfs mal organisés.

Comme les nerfs sont répandus dans toute la machine, on
conçoit que de leurs mouvemens irréguliers doit s'en suivre
un trouble, une confusion, un désordre dans les fonctions
de presque tous les autres organes.

Nous avons vu que la nature ne garantissoit ou ne gué-
rissoit des maux de nerfs qu'en donnant ou en rétablissant
la force de la fibre organique. L'expérience a de même
prouvé aux Médecins que les remèdes utiles dans ces maladies agissoient en produisant les mêmes effets. C'est à la sagacité de l'homme de l'art à connoître quels sont ceux qui les
produisent dans les différentes circonstances.

Le rhumatisme est une maladie fort commune, et que
les anciens paroissent avoir confondue avec la goutte, sous
le nom général de maladie articulaire. Cependant les mo-
dernes distinguent ces deux affections morbifiques : en effet,
les succès différens qu'obtiennent les traitemens qu'on employe pour les combattre, prouvent que ce sont deux ma-

ladies

ladies différentes. On guérit souvent des rhumatismes, et l'on ne guérit pas la goutte.

Le rhumatisme peut être regardé comme une fluxion sur les muscles (1) de telle ou telle partie, il est toujours accompagné de douleur plus ou moins vive, quelquefois de tumeur.

Le rhumatisme prend encore différens noms, suivant le siège qu'il occupe. C'est ainsi qu'on le nomme *torticoli*, quand il occupe le col, *sciatique*, quand il assiége la hanche, *lumbago*, quand il attaque les lombes.

Le rhumatisme est distingué aussi en aigu et en chronique, suivant qu'il existe avec ou sans fièvre.

Les intranspirations sont les causes les plus fréquentes du rhumatisme. Pourquoi causent-elles tantôt un rhumatisme aigu, tantôt un rhumatisme chronique ? L'humeur, sans doute plus répandue, plus abondante et plus chaude, occasionne le premier, tandis qu'elle est moins copieuse, moins active, ou plus froide, et plus circonscrite dans le dernier.

Il est d'expérience que le rhumatisme aigu ou avec fièvre se termine beaucoup plus promptement que le rhumatisme chronique et sans fièvre.

Il est d'expérience aussi que c'est communément par les sueurs que la nature opère la crise de ces maladies. L'art ne peut donc agir mieux qu'en provoquant cette crise après l'avoir préparée. L'art obtiendroit des succès plus fréquens dans le traitement des rhumatismes chroniques, s'il pouvoit à son gré exciter le mouvement fébrile qui est si salutaire et si efficace dans le rhumatisme aigu.

---

(1) Je pourrois ajouter, et sur les membranes et les enveloppes de la partie, tandis que la goutte n'attaque que les ligamens. Les deux maladies ne peuvent-elles pas exister à la fois dans le même sujet ? C'est-ce que l'on est porté à croire d'après l'observation de ces affections communément appelées *rhumatismes goutteux.*

C

Le rhumatisme peut être considéré comme une fluxion, et il n'y a guère de parties du corps où cette fluxion ne puisse avoir lieu. L'humeur surabondante se porte toujours à l'endroit où elle est attirée par l'iritation, ou bien ou elle est poussée, et où elle trouve le moins de résistance. Ainsi les parties les plus sujettes aux fluxions, sont celles qui ont été affoiblies par une cause quelconque. Une blessure, une fracture, une antorse, &c. attirent bien souvent une fluxion rhumatismale sur la partie qui a été blessée, fracturée, &c. Dans ces cas, il peut se faire qu'on parvienne à déloger l'humeur qni cause la fluxion, mais il est bien difficile et bien rare qu'on guérisse le vice de la partie qui l'expose à en être le siège, sur-tout quand elle l'a été déjà plusieurs fois. Un rhumatisme qui arrive pour la première fois à une personne jeune encore et d'un bon tempéramment, et par l'action d'un froid vif ou d'une autre cause qui aura déterminé une intranspiration, ce rhumatisme se guérira sûrement, et même pour ne plus revenir. Mais si le malade est vieux, s'il a déjà eu quantité d'attaques, si la partie qui est le siège de la maladie, a un vice local qui la rende décidément plus foible qu'une autre, alors le Médecin pourra perdre son temps et sa peine, en entreprenant de le guérir: il pourra peut-être réussir à le soulager, en diminuant la masse de l'humeur ; en rendant les solides moins sensibles à l'irritation de la part de la matière morbifique.

Quand j'ai dit que la crise du rhumatisme se faisoit ordinairement par les sueurs, cela n'empêche pas que souvent d'autres évacuations, telles que celles des urines et les selles ne contribuent à la completter.

Les affections morbifiques provenant de l'humeur laiteuse, sont très-multipliées. Nous ne parlerons ici que des chroniques. Le lait, cette humeur si douce, quand il circule dans les vaisseaux que la nature lui a destinés, devient une humeur des plus nuisibles à l'économie animale quand il quitte ses voies naturelles, et qu'il vient à stagner quelque part. Il cause des maladies chroniques de toute espèce, des obstructions, des dépôts, des phtysies, des rhumatismes, des dartres, &c. et une infinité d'autres affections plus bisarres les unes que les autres, et qui semblent plutôt être un assemblage de plusieurs maladies, qu'une maladie seule et unique.

Les femmes en nourrissant leurs enfans, se mettent, dit-on, à l'abri de ces maux. Je suis loin de blâmer cette conduite, qui est dans l'ordre de la nature; cependant il faut avouer, d'après l'expérience, que même en nourrissant leurs enfans, les femmes deviennent souvent sujettes aux maladies laiteuses, faute de prendre toutes les précautions requises en pareil cas.

Quand une femme ne veut point nourrir son enfant, il faut, comme l'on dit, lui faire passer son lait : c'est-à-dire, qu'il faut la débarasser de celui qui est tout formé, et empêcher qu'il s'en sépare plus dans les seins. Comment en vient-on à bout ordinairement ? En appliquant sur le sein des substances qui répercutent le lait, en donnant intérieurement des remèdes qui l'évacuent, soit par les sueurs, soit par les urines, soit par les selles. Quand une femme après avoir nourri son enfant, veut le sevrer, il faut qu'elle prenne les mêmes précautions.

Les femmes fortes qui jouissent d'une bonne santé, qui ne mènent point une vie oisive, et qui ne commettent point d'imprudence notable, viennent aisément à bout de se débarrasser de leur lait, en employant quelques topiques d'usage, en bûvant quelque boisson diurétique, et en transpirant par l'exercice qu'elles font. Mais il n'en est pas de même des femmes délicates, oisives, imprudentes, et en proie au tumulte des passions, soit qu'elles nourrissent, soit qu'elles ne nourrissent pas ; le lait s'épanche dans quelque viscère, y stagne, et cause ensuite des maladies plus ou moins longues, plus ou moins fâcheuses.

L'humeur laiteuse cause quelquefois des suppurations. Souvent aussi elle sort du corps sous une autre forme que celle de pus. Mais de quelque manière qu'elle s'évacue, elle porte presque toujours un cacactère qui lui est particulier ; c'est la blancheur et l'aigreur. Les sueurs de lait sont aigres, les urines de lait ont aussi cette odeur. J'ai vu mainte et mainte fois ces phénomènes : et une fois entre autres, chez une femme très-malade, menacée d'hydropisie, et qui rendit le lait par toutes les évacuations possibles, par les selles, les sueurs, les urines, et sur-tout par un ptialisme des plus abondans, et qui offroit à l'œil et au nez les caractères du lait, telle que la blancheur, la pellicule crémeuse, et l'odeur d'aigre. Il n'est pas rare non plus de voir l'humeur laiteuse sortir par la voie de la matrice.

Les moyens les plus employés, ceux qui ont joui d'une plus grande célébrité, sont des sudorifiques, des purgatifs, et des diurétiques.

Suivant que le lait est fixé sur des organes plus ou moins essentiels, suivant qu'il a plus ou moins dégénéré de son état naturel, suivant que le sujet, est d'une constitution plus ou moins irritable, la cure sera plus ou moine difficile. Le premier secret est de trouver le moyen d'exciter convenablement la nature à travailler à la coction et à l'élimination de la matière morbifique. Rien d'étonnant à ce que ce moyen ne puisse pas être le même pour tous les cas. C'est au Médecin à préférer ceux qu'il sait être les plus propres à opérer les effets qu'il attend.

Peut-il y avoir des secrets ou remèdes particuliers ou spécifiques, pour guérir ces maladies ? Je conçois qu'un homme de l'art qui aura beaucoup vu et bien observé des affections de ce genre, peut parvenir à découvrir que tel remède favorise plus spécialement la coction de l'humeur laiteuse, dispose la nature à un travail fructueux, et que celle-ci se détermine ensuite plus fréquemment à évacuer par telles ou telles voies ; alors on dit que ce Médecin a un spécifique, un secret pour le lait ; mais l'effet de ce prétendu spécifique n'est jamais tel , qu'il puisse être administré inconsidérément et sans réflexion. Dire le contraire , seroit donner dans un charlatanisme aussi dangereux qu'absurde.

Les maladies de la peau dont je veux parler ici , ne sont point des maladies aigues telles que la rougeolle , la variole , et même l'érésipele avec fièvre : ce sont celles qu'on nomme dartre , galle , boutons, taches hépatiques , ébullitions.

La cause de ces maladies n'est pas plus connue que celle de bien des autres, quoique tout le monde prononce hardiment à ce sujet. Le vulgaire dit, et les Médecins s'habituent à le dire avec lui , c'est un sang âcre.

Mais, qu'est-ce qu'un sang âcre ? Pourquoi ce sang qui vient corroder la peau à la surface du corps , ne corrode-t-il pas les vaisseaux dans lesquels il circule à l'intérieur du corps ! Pourquoi ne corrode-t-il pas le cœur ?

Écoutons ce que dit Bordeu , dans son analyse médicinale du sang : » Il contient (le sang) une certaine quantité d'é-
» manations séminales qui le vivifient : il contient une por-
» tion de bile , de sucs laiteux dans l'enfance et les femmes
» depuis leur grossesse : il contient une partie colorante, de
» la sérosité en abondance : un extrait de chaque corps
» glanduleux, qui fournit sa quotte-part aux émanations
» dans lesquelles nagent toutes les parties solides : une cer-
» taine quantité d'air : une portion de substance muqueuse
» ou nourricière : et en outre souvent des miasmes de dif-
» férente espèce.

Ces miasmes qui ne sont point des principes constituans ordinaires, ni essentiels du sang, peuvent produire des maladies de peau , sans pour cela corroder les vaisseaux dans lesquels le sang circule : mêlés à la masse du sang, et mus avec lui , ils sont moins actifs , et agissent moins long-temps sur le même point solide ; mais une fois séparés du sang et portés dans le tissu cellulaire de la peau, souvent ils y sont arrêtés par les causes qui rétrécissent les pores exhalans ; ils y séjournent, et devenus plus libres er plus actifs, ils y produisent des effets plus destructifs.

Ne peut-on pas dire encore que le sang est susceptible d'être infecté de plusieurs cachexies ou altérations dans ses principes constituans ordinaires ? Quand des molécules excrémentitielles manquent d'être évacuées par les voies que la nature a destinées à cet effet, ces molécules alors peuvent jouer le même rôle que les miasmes dont nous venons de parler.

Plusieurs auteurs célèbres ont attribué certaines maladies de la peau à des insectes. Quoiqu'il en soit de leur opinion, qui n'est pas dénuée de vraisemblance, il faut toujours pour guérir la maladie, en détruire la cause. Je dirai pourtant que comme beaucoup de ces maladies sont guéries par l'évacuation d'humeurs, et non d'insectes, il est plus vraisemblable qu'elles sont occasionnées par des molécules inorganiques et privées de vie, que par des molécules organiques ou de vrais animalcules. La galle et les dartres qui sont les maladies cutanées les plus fréquentes, se guérissent journellement et très-bien par les délayans et les évacuans réunis ; les évacuans sont les diaphorétiques, les sudorifiques même et les purgatifs. Mais il ne faut pas que les malades ni les Médecins perdent patience. Ces cures sont longues, c'est ce qui ennuye bien souvent les premiers et les porte à recourir à des topiques astringens et répercussifs qui font disparoître, comme par enchantement, le mal pour un moment, mais qui ne le détruisant point, ne font que jeter les sujets dans des maladies plus graves.

Il est très-certain aussi que certaines dartres et certaines galles sont occasionnées par une matière morbifique toute différente que d'autres. La raison de cette différence se tire de la diversité des traitemens qu'on est obligé d'employer. Les délayans et les évacuans conviennent bien également, mais il faut dans certaines employer des remèdes particuliers, tels que le mercure.

C'est à propos des maladies de la peau, que les praticiens se convainquent de la grande et mutuelle influence qu'ont l'une sur l'autre la surface extérieure du corps, et la surface intérieure, et sur-tout la région épigastrique, l'estomac et le tube intestinal. Tout ce qui cause irritation sur les dernières parties attire l'humeur de la circonférence au centre. L'épigastre, l'estomac, les intestins cessant d'être irrités, l'humeur se porte volontiers vers la circonférence. L'étude de l'action des forces centripètes et centrifuges est donc très-essentielle dans le traitement de ces maladies, ainsi que dans bien d'autres. On peut compter la paralysie au nombre des maladies qui donnent le plus de peine aux Médecins pour la guérison.

La paralysie est une maladie qui prive les parties du corps qu'elle attaque, du mouvement et du sentiment : alors elle est parfaite ou complette. Elle est imparfaite ou incomplette quand le mouvement seul ou la sensibilité seule manquent, soit totalement, ce qui n'arrive pas souvent, soit partiellement.

Il en est de cette maladie comme de bien d'autres ; il est plus aisé de la décrire que de la definir. Les muscles sont les instrumens qui exécutent le mouvement. Les nerfs sont ceux à l'aide desquels l'ame sent les impressions faites sur les organes des sens. Si les nerfs que nous avons considéré comme des conducteurs, viennent à être désorganisés, ils ne pourront plus manifester les sensations à l'ame. Si les muscles viennent aussi à se désorganiser, ils ne pourront plus exécuter le mouvement. Mais en quoi consistent ces désorganisations ? Si elles viennent d'un vice dans la texture même des fibres nerveuses ou musculaires, qui commence leur destruction, comment espérer d'y remédier ? Si c'est une humeur qui est la cause du mal, il y a plus d'espoir ; si c'est un simple relâchement accidentel, il y en a encore. Mais sans nous embarrasser dans une foule de questions qu'il est le plus souvent impossible de bien résoudre, examinons seulement les faits. Il y a des paralysies qui se guérissent par des relâchans, des humectans ; d'autres qui se guérissent par des fortifians, des toniques, d'autres par des évacuans combinés tantôt avec les humectans, les délayans, tantôt avec les toniques.

Ces succès de moyens différens indiquent donc diverses causes de la maladie, démontrées par l'expérience.

Le Médecin doit donc chercher à bien connoître ce qui a précédé et accompagné le commencement de la maladie ; ce que le changement dans l'atmosphère produit de bien ou de mal chez son malade, ainsi que son régime, les remèdes dont il a pu user. Eclairé par toutes ces observations, il tentera les médicamens ou moyens curatifs qu'il jugera les mieux appropriés. Pendant ce temps-là, il ne perdra point de vue les efforts de la nature, les effets des remèdes ; il pourra être obligé souvent d'employer pour le même sujet, tour à tour les délayans, les humectans, les évacuans et les toniques.

Les paralysies qui viennent à la suite d'apoplexie chez des sujets déjà vieux, ou qui ont eu déjà plusieurs attaques, se guérissent rarement. Les paralysies qui surviennent à des sujets jeunes encore et bien constitués, et cela par des accidens de froid ou de fixation d'humeur ou de relâchement subit, sont souvent guérissables.

CHAPITRE SECOND.

L'EAU eft d'un usage admirable, non - seulement pour l'entretien de la vie et de la santé de l'homme, mais encore pour la guérison de ses maladies.

L'eau pure est bue avec plaisir par tous les animaux; elle ne déplait, ni au palais, ni à l'estomac. Elle se mêle facilement, dit Lewis, à tous les sucs animaux, excepté la graisse. Elle pénètre dans les plus petits vaisseaux, jusqu'à sortir par les pores de la peau. Non-seulement elle est nécessaire pour que la plupart des médicamens puissent agir, mais elle peut, dans une infinité de cas, suppléer tout autre remède, avec avantage, et il n'y en a aucun de ceux-ci qui puisse tenir lieu de l'eau. La médecine du Docteur Sangrado n'eût pas été si mauvaise, s'il n'eût pas tant saigné.

Parlons de ses effets médicinaux bien constatés. On emploie l'eau froide ou chaude, en boissons, en bains, en douches, en étuves, en injections.

L'eau froide est une boisson excellente, qui rafraîchit, qui favorise la digestion, en ce qu'elle se mêle parfaitement aux alimens, aux humeurs récrémentitielles, et en ce qu'elle entretient le ton naturel de l'estomac.

L'eau chaude pure en boisson est nauséabonde. Elle relâche et affoiblit l'estomac. Sous ce point de vue, elle peut produire quelquefois de bons effets. Quand il faut relâcher les solides et délayer davantage les humeurs épaissies, c'est elle qui produit une grande partie des effets salutaires que l'on retire des ptisannes. Nous ne prétendons pas dire pourtant que les diverses substances, qu'on y mêle, n'y entrent pour rien.

L'eau chaude, ou l'eau froide, bue un peu copieusement, augmente toujours principalement trois sortes d'excrétions, la transpiration, les sueurs et les urines.

Le bain froid, en général, donne du ton à la peau, au tissu cellulaire et aux muscles, il rafraîchit tout le corps. Qu'un homme fatigué et ayant chaud se baigne à l'eau froide, il sortira du bain rafraîchi, défatigué, plus leste et plus fort.

Le bain froid peut se prendre ou dans une baignoire, ou dans une rivière, ou dans la mer. Il est regardé comme généralement vrai, que le bain pris dans les rivières, ou eaux courantes, est préférable à celui qu'on prend dans une baignoire, parce que l'eau est renouvelée à chaque instant. Quant au bain de mer, comme l'eau en est salée et bitumineuse, elle doit être plus détersive, plus stimulante, plus tonique. Le bain froid est un excellent exercice en santé. Je l'ai vu produire aussi d'excellens effets en maladie, toutes les fois qu'il s'agissoit de remonter le ton des fibres, sans augmenter sensiblement aucune excrétion. J'ai vu qu'il les facilitoit toutes, et sur-tout qu'il donnoit de l'appétit.

Le bain à la glace a les mêmes propriétés que le bain froid, seulement à un degré un peu plus grand.

Le bain chaud est plus fréquemment employé dans les cas de maladies. Ses effets généraux sont de relâcher, d'augmenter le diamètre des vaisseaux de la surface, comme on le voit dans le bain de pieds. Il nétoye mieux la peau que le bain froid. Il calme très-souvent les douleurs, sans doute en détendant les fibres.

Mais il y a un effet sur lequel les Médecins ne sont pas d'accord, c'est celui de l'absorption de l'eau par le corps qui y est prolongé. Beaucoup de Médecins prétendent qu'il n'entre point, ou presque point d'eau, dans le corps de celui qui s'y baigne. Bordeu est de ce nombre. Ces Médecins citent l'expérience à l'appui de leur opinion. D'autres sont d'un avis contraire, et soutiennent qu'il pénètre beaucoup d'eau par les pores de la peau, et ils citent aussi l'expérience. Que penser de cetre diversité de sentimens ? Que le fait n'est pas encore suffisamment éclairci. En effet, il n'est pas aisé de faire des expériences décisives sur cette matière. Le corps peut peser moins au sortir du bain, parce que la personne se trouvant plus à son aise, toutes les fibres de son corps sont plus élastiques, plus vivantes, et son poids moindre. De plus, il peut se faire qu'il y ait eu dans le bain des évacuations par les urines ou par la transpiration. Après le bain, le poids du corps peut être plus considérable qu'auparavant, si la personne est plus foible, moins vivante, quoique véritablement le corps n'ait rien absorbé. Pour juger mieux l'état de la question, il faudroit peser, à une balance très-exacte, les malades devant et après le bain, et avoir égard à ce qu'ils auroient pris dans le bain, et à ce qu'ils auroient pu perdre par les urines ou par d'autres excrétions sensibles. En répétant plusieurs fois ces expériences avec exactitude, on parviendroit sans doute à connoître le vrai. Je sais que les malades qui ont de la disposition aux épanchemens séreux, à l'hydropisie, ne tardent pas, si elles se baignent, à se gonfler, ce qui pourroit faire croire que l'eau du bain pénètre dans leur corps par les pores de la peau. Cependant on peut concevoir que l'hydropisie est favorisée par le bain, sans que pour cela l'eau pénètre par les pores de la peau ; parce que les solides étant fort relâchés par le bain, ne jouissent plus autant de la faculté qu'ils ont d'expulser hors du corps les torrens d'émanations excrémentitielles. La sérosité a donc plus de facilité à se ramasser dans le tissu cellulaire et dans les cavités ; donc il est possible d'expliquer la formation de l'hydropisie, sans recourir à l'absorption de l'eau par les pores de la peau.

Je pense en outre que quand l'eau du bain pourroit être absorbée par le corps, cette absorption seroit variable, suivant les états où se trouveroit le corps. Tout comme il y a des circonstances qui le rendent plus exhalant, de même il y en a sans doute qui le rendent plus ou moins inhalant. Quoiqu'il en soit, il paroît qu'en bonne physique on peut croire, que si le corps absorbe de l'eau du bain, il en absorbe plus dans le bain chaud que dans le bain froid, et qu'il y a en outre mille circonstances qui peuvent faire varier cette faculté d'absorption. Sans que cette question de physiologie soit décidée, la vraie expérience et la bonne observation en Médecine ne nous apprendront pas moins quels sont les cas où le bain soit chaud, soit froid, peut être utile ou nuisible.

Outre le bain entier, dont j'ai parlé jusqu'ici, il est encore d'autres manières d'en faire usage. C'est le demi-bain, le bain de fauteuil, et le bain de pieds. Les propriétés de l'eau chaude ou froide ne changent pas sans doute, soit qu'elle baigne le tout ou seulement une partie du corps. Mais il n'en est pas moins vrai que des effets très-différens peuvent résulter de la différence de manières d'appliquer le bain. La propriété de l'eau reste la même, c'est-à-dire qu'elle est relâchante ou tonique, etc. Mais, à raison de la diversité des surfaces sur lesquelles elle agit, et sur lesquelles elle n'agit pas, il en provient des effets qui ne sont pas les mêmes, qui souvent sont opposés. Tel malade aussi ne pourra supporter le bain entier, qui supportera très-bien le demi-bain, ou le bain de pied, etc. c'est au Médecin qui conduit le malade à décider. Des règles générales sur cette matière ne serviroient de rien aux Médecins, et elles pourroient aider à tromper les malades qui voudroient se conduire seuls.

Un autre point, encore bien agité sur l'usage des bains chauds, c'est le degré de chaleur qu'ils doivent avoir. Combien de fois cette question n'est-elle pas faite aux Médecins par les malades ? Combien de malades veulent qu'on leur dise à quel degré précis de chaleur ils doivent prendre leurs bains ? Un célèbre Praticien de Paris, Bouvard, répondoit un jour devant moi à un de ses malades qui lui faisoit cette question; *votre sensibilité physique vaut mieux pour cela que tous les thermomètres du monde.*

Je crois que le Docteur de Paris avoit raison, et que généralement parlant, il faut que le bain, dans lequel on est plongé, ne soit ni chaud ni froid, en un mot que le malade y soit à son aise. Tel degré de chaleur qui est trop fort pour un malade, est trop foible pour un autre, ou convient à un troisième. Quand beaucoup de personnes veulent se baigner dans un même bain, il est fort à craindre, à raison de la différente sensibilité des individus, que les uns n'ayent trop chaud et les autres trop froid, et que, par conséquent, il n'y en ait qu'un petit nombre pour lequel le bain soit bon. C'est ce que j'ai vu l'été dernier à Plombières. Il y avoit tous les matins une trentaine de personnes au bain royal, j'étois du nombre. Le thermomètre marquoit assez constamment 28 degrés ou 27 et demi. Beaucoup de malades le trouvoient trop chaud, plusieurs le trouvoient trop froid, et quelques-uns le trouvoient bien. J'étois du nombre des derniers. Cependant j'y étois beaucoup plus à mon aise quand il étoit à 28, que quand il étoit au-dessous. J'ai remarqué que les malades qui le trouvoient trop chaud étoient les femmes ou les hommes délicats, et que les paysans, et les hommes ou les femmes un peu robustes étoient ceux à qui il paroissoit trop froid. Je crois donc qu'il seroit très-intéressant d'avoir un bain qui fut du 26 au 27.e, et un autre du 28 au 29.e degré. Ceux pour qui le premier seroit trop chaud encore pourroient se servir de cuves, et ceux pour qui le second seroit trop froid iroient au bain des Capucins. J'ai dit qu'en général il falloit prendre le bain à un degré de chaleur modéré, c'est-à-dire, qu'il ne fut ni trop chaud ni trop froid, cependant l'on peut retirer quelquefois un grand bien d'un bain un peu

chaud, quand il faut donner une secousse à la machine.
Mais nous ne pouvons là-dessus indiquer aucune règle fixe,
c'est à l'homme de l'art présent à décider de ces circonstances.

Beaucoup de malades questionnent encore les Médecins,
pour savoir s'ils doivent boire devant, pendant ou après
le bain, et si, rentrés chez eux et couchés dans leur lit,
ils doivent se livrer au sommeil ; s'ils doivent se baigner
pendant 1, 2, 3 ou 4 heures; s'il vaudroit mieux se
baigner deux fois qu'une; si dans le cas où ils prennent
la douche, il vaut mieux commencer par le bain ou par
la douche, ou prendre la douche entre deux bains.

Le Médecin ne doit pas et ne peut pas établir de règle
fixe sur tous ces points. Certains malades digèrent mieux
leurs eaux en les buvant auparavant le bain, et en se promenant. Je crois même cette méthode généralement bonne.
C'est l'expérience individuelle, c'est le tempérament du
malade, c'est l'espèce et la nature de la maladie, c'est
la nature du travail qu'excitent les eaux, qui doivent di-
riger les conseils du Médecin. Une méthode que je crois
bonne pour bien des malades, c'est de boire dès le ma-
tin en se promenant, de se baigner ensuite, et vers le
milieu du bain, de prendre une boisson un peu restau-
rante, telle qu'un bon bouillon, et, rentrés chez eux,
de prendre encore, aussi-tôt qu'ils sont au lit, un bouillon,
ou autre chose de convenable à la maladie, et de favo-
rable à la crise que procure le bain.

Si l'envie de dormir est forte, il ne faut point la
combattre, c'est une absurdité. Ensuite, après qu'on a
transpiré ou sué, ou fait un sommeil, il faut se lever,
s'occuper de la manière qui plaira davantage, se promener,
gravir même des montagnes, s'appliquer à des ouvrages
mécaniques, banir les jeux qui ruinent ou qui causent trop
d'attention.

Tous les malades ne doivent pas rester le même temps dans le bain. On est obligé de tâtonner, pour savoir si le malade doit y rester plus ou moins. Deux ou 3 heures sont un temps bien suffisant pour beaucoup de malades ; cependant il peut se faire que 4 heures ne soient pas trop pour quelques personnes. Tels sont certains hommes d'une forte constitution, et qui ont de vieux rhumatismes, et qui ont besoin d'une action détendante un peu long-temps continuée. M. Kénens, Médecin très-instruit et Praticien, et qui m'honore de son amitié, conseilloit beaucoup d'aller, au sortir du bien royal, passer un quart d'heure dans le bain des capucins, qui a 4 degrés de chaleur de plus, et cela dans l'intention de faire suer. Je crois que cette pratique n'est point mauvaise, sur-tout pour des malades dont la constitution est un peu forte, les nerfs pas trop irritables, et dont la crise doit se faire par les sueurs. Le même M. Kénens conseilloit encore à beaucoup de malades de se baigner le soir en commun, et même de souper dans le bain. A coup sûr, il vaudroit beaucoup mieux se baigner et souper légèremeut dans le bain, et se récréer en commun, que de s'ennuyer ou s'échauffer au jeu, dans une chambre, dont l'air est infecté, et par le grand nombre de bougies, et par la grande compagnie.

Quant à l'usage de la douche, il est reconnu, par l'expérience, qu'il produit de très-bons effets, dans tous les cas où il est question de diviser une humeur épaissie et fixée dans une partie, et de redonner un ton naturel à des organes qui l'ont perdu. Elle consiste, comme tout le monde sait, à laisser tomber de plus ou moins haut, sur une partie du corps, un filet continu d'eau, plus ou moins volumineux, qui agit, et par sa pression et par les qualités de l'eau chaude ou froide, etc. Je pense qu'il est assez indifférent de prendre la douche devant ou après le bain dans bien des cas. La douche broye, divise l'humeur, et est capable de donner de l'action à la partie sur laquelle elle tombe. D'après cela, je conseillerai tantôt l'usage de la douche auparavant le bain, ou entre deux bains, aux personnes qui ont le genre nerveux très-irritable, ce qu'il est bon de calmer après l'application d'un moyen un peu irritant ; tantôt je conseillerai de prendre la douche après le bain, et de faire ensuite des frictions sèches et à nud, avec la main, sur la partie douchée, quand il s'agira de faire travailler décidément cette partie, pour obtenir la destruction des embarras, et quand les nerfs du malade ne sont pas trop irrités par cette manœuvre.

Depuis quelques années, on est assez dans l'usage de doucher, non-seulement les extrémités et les parties externes, mais encore les viscères de l'abdomen. Cette pratique est-elle bien vue ? C'est à l'expérience à nous l'apprendre. J'ai vu, pendant l'été dernier, à Plombières, plusieurs malades qui prenoient la douche, lus uns sur la région du foye, d'autres sur la région de l'estomac, d'autres sur celle de la rate. Ces parties, après la douche, étoient beaucoup plus sensibles, plus dolentes, pendant un certain temps. Mais je n'ai pas vu que cela eut occasionné d'accident fâcheux ; et chez plusieurs, j'ai cru pouvoir attribuer à cette douche une partie des bons effets que les malades éprouvoient de l'usage général des eaux (1).

Relativement à l'usage de la douche dans les cas d'affections extérieures et locales, telles que des suites de fractures, de luxations, des tumeurs, des douleurs, des para-

---

(1) Des effets bien admirables que j'ai vu résulter de l'usage de la douche, ce sont ceux qu'ont éprouvés plusieurs personnes dans des cas d'aliénation d'esprit. La douche à la glace sur la tête, a rendu à quatre de ma connoissance toute l'intégrité de leurs facultés intellectuelles. Ces faits sont arrivés à Paris, dans la maison de M. Albert, dont l'intelligence et les soins n'ont pas peu contribué à l'efficacité du remède.

lysies des membres, il produit souvent des effets très-avantageux, pourvu que ces affections ne soient pas trop anciennes, et sur-tout quand il s'agit de relâcher des solides trop roides, et que la cause humorale peut être expulsée par les urines, la transpiration et les sueurs.

J'ai vu plusieurs tumeurs aux articulations et chez des jeunes gens, qui sembloient devoir être plutôt susceptibles d'une guérison prompte, néanmoins la douche répétée pendant trente ou quarante jours, n'opéroit presque aucun effet sensible. Je crois qu'il faut attribuer cette difficulté de guérir à la nature froide de l'humeur qui entretenoit ces maladies. Il faudroit alors des eaux qui fussent animées de principes plus actifs et plus abondans ; ou bien il faudroit joindre aux douches des eaux de Plombières, des cataplasmes faits avec des substances très-pénétrantes, telles que le savon noir, l'urine, les sels alkalis, &c.

Le bain de vapeurs ou l'étuve, est encore un moyen puissant d'appliquer l'eau à la guérison des maladies. Le corps entier ou une partie seulement est exposé à la vapeur de l'eau. L'eau réduite en vapeurs a décidément une vertu très-relâchante et très-dissolvante. Quand toute la surface du corps y est exposée, les pores s'ouvrent, les vaisseaux se dilatent, plusieurs personnes sentent battre toutes leurs artères : alors la force centrifuge augmente, et si c'est bien là le but de la nature, il n'est pas douteux que ce ne soit un remède très-efficace. Ces bains de vapeurs sont très en usage en Russie ; mais on les y prend bien différemment qu'en France. Souvent on y voit des hommes passer d'une chaleur de 40 degrés au thermomètre de Reaumur à un froid de 20 degrés. Sans doute que les hommes de ces climats sont plus faits pour ces moyens actifs que les François. Peut-être cependant que dans des maladies chroniques, invétérées et désespérées, on pourroit essayer de faire passer ainsi le corps du chaud au froid,

et ensuite au chaud ; ces moyens produiroient des change-
gemens notables dans l'économie animale.

Mais sans parler du bain Russe, on pourroit introduire
quelques variations dans la manière de les administrer à
Plombières. Plusieurs malades supportent fort bien le bain
de vapeurs, en y étant plongés entièrement : mais il y
en a qui ne peuvent le supporter du tout, ou que très-
peu de temps de cette manière, et qui le souffrent au
contraire très-longtemps et avec fruit, lorsque tout le corps
y est plongé, à l'exception de la tête.

Pour que ce bain agisse, il faut qu'il soit un peu chaud ;
car j'ai remarqué que les étuves médiocrement chaudes
étoient de pauvres remèdes. A Plombières, je ne connois
que l'étuve appelée l'enfer, qui soit d'une chaleur véritablement active. Je crois qu'on pourroit faire des changemens
avantageux à cette étuve, sans diminuer sa chaleur. On
pourroit y prendre le bain de vapeurs très-chaud, ayant la
tête hors de l'étuve, et même modérer, s'il le falloit, le
degré de chaleur à volonté. Je pense que cette réforme
seroit très-utile.

Le bain de vapeurs prépare plutôt la sueur qu'il ne l'excite.
C'est quand on est dans le lit qu'on sue véritablement. Il
est donc essentiel d'y arriver sans se refroidir. Je crois
de même qu'il est très-intéressant, étant au lit, de prendre
quelques tasses d'une boisson appropriée, et qui pousse à
la circonférence, du thé, une infusion de bourrache, de
fleurs de sureau, ou autre. Toutes les fois qu'il s'agit
d'évacuer par la peau, que les humeurs sont bien délayées,
qu'il n'y a point de contre-indication, le bain de vapeurs
est un excellent remède, dont il ne faut pas abuser cependant. Il faut toujours que le Médecin conduise le malade,
et décide du temps et des jours de l'exercice.

Nous ne parlerons pas des autres manières d'employer
l'eau, telles que les fomentations, les injections, les clystères.

Leur usage est très-connu, et l'homme de l'art sait les employer en temps et lieu, ainsi que la plupart des malades qui peuvent moins en abuser et avec moins de danger, que des autres manières dites ci dessus.

Ce que nous venons de dire sur l'usage de l'eau en boisson, en bain, en douche, en étuve, doit s'entendre de l'eau pure. Nous allons maintenant examiner ce qu'opèrent les eaux de Plombières, d'après l'observation des faits, précédés d'un court exposé de leur analyse.

Plombières jouit depuis un temps immémorial d'une grande réputation pour la salubrité de ses eaux.

C'est un petit bourg des Vosges, sur les confins de la Franche-Comté, ou du Département de la haute-Saône. Il est situé sous le 26e degré 11 minutes et quelques secondes de longitude, et sous le 47e degré 57 minutes et quelques secondes de latitude nord. Il est dans le fond d'un vallon formé par deux montagnes, ou plutôt par deux chaînes de montagnes assez hautes qui s'étendent de l'est à l'ouest. Le territoire est très-peu fertile et sablonéux; quoique d'un aspect très-sauvage, ce pays offre cependant des sites très-agréables, des promenades variées, et un bon air; l'on y vit très-bien, et les habitans sont très-affables et très-complaisans pour les malades.

Plombières jouit d'une très grande quantité de sources; mais nous ne parlerons que des plus connues, des eaux thermales, des eaux froides dites savoneuses et de la fontaine Bourdeilles, autrement dite ferrugineuse. Il y a quatre bains d'eaux thermales. Le bain qui est à découvert au milieu de la grande rue, le bain des Dames, le bain des Capucins, et le bain neuf ou royal. La fontaine du Crucifix qui sert communément à la boisson des malades, est aussi une eau thermale.

Outre deux sources principales d'eau savoneuse, l'une dans la rue de Luxeuil, l'autre sur la troisième terrasse du jardin des Capucins, il y en a encore une troisième dans la maison voisine des Capucins.

Toutes ces eaux, et les savoneuses et les thermales sont très-limpides et très-légères.

Les thermales ne diffèrent absolument entr'elles que par le degré de chaleur ; ces degrés varient suivant les sources, du 28 au 47.e, et chaque source varie encore dans sa chaleur suivant les jours et le temps.

J'ai trouvé assez constamment l'eau du bain des Dames, de 41 degrés au goulot, et de 32 dans le bassin.

Celle du bassin des Capucins, de 32 degrés.

Celle du bassin du bain neuf, de 28 degrés, mais cette chaleur peut varier à volonté, à raison des différentes sources qui s'y versent.

Celle du bassin du grand bain, de 34 et plus, et au goulot, de 47.

Les eaux thermales ne contiennent aucune substance métallique, ni aucun sel neutre.

Les seuls ingrédiens qui y entrent sont du natrum ou alkali minéral, à la dose d'environ deux grains et demi par pinte : et à peu-près la même quantité de trois espèces de terre ; savoir, de la terre de porcelaine, de la terre calcaire, et de la magnésie.

Les eaux dites savoneuses contiennent le même principe salin et les mêmes principes terreux ; mais il n'y en a qu'un grain et demi par pinte de l'un et de l'autre, tandis que dans les eaux thermales il y en a 2 grains et $\frac{1}{2}$. Les savoneuses contiennent en outre un peu de gaz et si peu de fer, qu'on ne peut le rendre sensible par les substances acerbes et astringentes ; mais seulement en mêlant du résidu terreux avec un peu d'huile, et en approchant le barreau aimanté. Ainsi le savon prétendu des eaux de Plombières n'est qu'une terre argilleuse avec de la terre vitrifiable. Cette matière, dit M. Nicolas, pourroit bien n'être que le spath phosphorique, qui auroit été tenu en dissolution dans l'eau, par l'intermède du fluide électrique, et ensuite déposé entre les fentes des rochers ; peut-être aussi la terre calcaire n'est-elle qu'une décomposition de la terre vitrifiable par le fluide électrique. Les couleurs de ce savon prétendu ne viennent sans doute que du mélange du fer, sous différens états avec cette matière.

Quelque soit, au reste, le nom qu'on donne à cette substance, il est certain que les eaux de Plombières ont quelque chose d'onctueux, de savoneux au tact. Elles ne rendent point la peau rude, elles la rendent plutôt douce au toucher, elles sont aussi légères, à peu de choses près, que l'eau distillée.

Nous ne dirons qu'un mot de la fontaine Bourdeilles qui est encore peu connue par ses effets médicinaux : quant à son analyse chymique, nous dirons qu'elle contient $\frac{1}{2}$ et $\frac{1}{16}$ de grain par pinte, des trois espèces de terre de ci-dessus, $\frac{1}{2}$ grain de natrum ou alkali minéral, $\frac{1}{4}$ de grain de fer, et en outre qu'elle est un peu gazeuse.

Or, que peuvent ajouter aux vertus générales de l'eau les substances que nous avons vu entrer dans la composition de celles de Plombières ? En ne se livrant qu'aux idées théoriques, on pourroit dire des eaux de Plombières, ainsi que de plusieurs autres remèdes, beaucoup de bien, ou qu'elles sont inutiles. Les panégyristes outrés ne manqueroient pas de faire de beaux et de longs raisonnemens sur cette qualité alkaline, et de dire sur-tout après des faits notables, que ces eaux sont admirables pour déboucher les vaisseaux engorgés, obstrués, pour corriger tout épaississement de la lymphe, du sang et de toutes les humeurs, pour les purifier, &c. Ceux au contraire qui sont entichés de quelques autres sources minérales, ou qui imaginent que toutes les eaux en général ne sont que des amusettes, ne manqueront pas de dire qu'il est impossible que des eaux qui ne contiennent que deux grains et demi de natrum par pinte et à peu-près autant de terre, ayent aucune vertu marquée, et que les bons effets que l'on voit quelquefois être produits à Plombières, viennent plutôt du voyage, de la dissipation, du changement d'air, ou des autres remèdes qu'on y prend, ou enfin de la nature.

Le Médecin qui s'est voué par état et par goût au soulagement de l'humanité, qui connoît l'étendue de ses obligations, et qui sait combien il doit se méfier des théories, combien l'expérience et l'observation sont préférables; combien des remèdes simples et naturels opèrent souvent d'effets admirables; combien des maladies semblables en apparence diffèrent souvent au fond, et ne peuvent être guéries par les mêmes moyens: un tel Médecin se gardera bien du ton de l'enthousiasme et du dédain; et quoiqu'un remède ne fasse pas des miracles continuels, il ne le conseillera pas moins dans les cas où il le jugera convenable et utile, ou, quoique plusieurs fois il lui ait vu produire des effets merveilleux, il n'en fera pas faire usage inconsidérément à tout le monde et dans tous les cas. J'ai toujours vu que les enthoutiastes inconsidérés faisoient plus de mal à leurs idoles que leurs ennemis les plus acharnés.

Après les notions que nous venons d'exposer sur l'utilité de l'eau, sur la nature de celle de Plombières, nous allons rapporter quelques exemples des maladies dont nous avons décrit ci-devant les causes et le cours.

CHAPITRE TROISIEME.

Observation I.e M.elle * * * de Nancy , a suivi les eaux de Plombières pendant un mois et demi, l'été dernier 1790. Elle avoit le genre nerveux très-sensible et très-irritable, quoique d'une constitution assez forte et assez robuste ; elle ressentoit de la douleur dans l'hypocondre droit et dans la région de l'ovaire droit, ses règles couloient moins bien depuis environ six mois. En la palpant, on sentoit dans la région de l'ovaire une petite obstruction, et à la région du foie on sentoit seulement que ce viscère étoit moins souple, qu'il ne doit être dans l'état naturel. Quand la malade souffroit beaucoup de l'hypocondre, elle ne fouffroit que peu de l'ovaire ; et quand cette dernière partie étoit souffrante, l'autre ne l'étoit pas. La malade prit d'abord le bain dans le bassin du bain royal ; elle y restoit quatre heures sans en être affoiblie, elle prenoit aussi la douche pendant un quart d'heure , puis pendant une demi-heure, sur les parties souffrantes. Elle but d'abord les eaux savoneuses, puis les eaux thermales, jusqu'à dix verres par jour; mais trouvant que le bassin étoit trop chaud et qu'il lui faisoit mal à la tête, elle prit son bain dans une cuve, et cela lui réussit mieux ; les douleurs de l'hypocondre droit augmentèrent et s'étendirent plus loin, après l'usage de quelques douches. La malade eut aussi une éruption à la peau de beaucoup de taches rouges ou hépatiques, qui subsistèrent pendant au moins quinze jours. Elle fut purgée trois fois durant l'usage des eaux, elle s'en est retournée mieux portante qu'elle n'étoit venue , en la palpant alors, on trousvoit l'hypocondre plus souple, l'obstruction de l'ovaire moins sensible et presque plus douloureuse ; les règles avoient reparues plus abondamment.

J'observerai qu'il est bien impossible d'assigner laquelle de ces trois manières d'appliquer l'eau, le bain, la douche, la boisson a été la plus utile ; mais on peut préjuger que les trois ont contribué au mieux être ; la boisson en se mêlant aux humeurs, le bain en détendant les solides, la douche en divisant l'humeur fixée, et excitant un travail dans les parties engorgées. La malade auroit mieux fait de prendre toujours son bain dans une cuve ; elle auroit dû rester plus long-temps aux eaux, ce quelle y a gagné est un sûr garant, que vu sa jeunesse et sa force, elle se seroit guérie entièrement en faisant ses exercices pendant un temps double de celui qu'elle a habité Plombières.

OBSERV. II. Voici encore un pur soulagement, parce que le malade est resté trop peu de temps aux eaux. Il est vrai que son mal étoit bien plus grave que celui de la malade de l'observation précédente.

Un cultivateur des environs de Sedan, âgé de 45 ans, est venu à Plombières l'été dernier, et y a fait usage pendant un mois ou cinq semaines de la boisson, du bain et de la douche. A son arrivée je le palpai, l'hypocondre droit étoit dur et tendu jusqu'à l'épigastre. Cet homme avoit le visage rouge et couperosé, il digéroit mal, et éprouvoit beaucoup de foiblesse dans les jambes ; il prit les bains au bassin du bain royal, il y restoit environ trois heures, il prenoit la douche pendant une demi-heure sur l'hypocondre droit. Il buvoit dix à douze verres de l'eau du crucifix. Comme le ventre étoit fort resserré, je lui faisois prendre de deux jours l'un une demi-once de sel d'epsom dans les premiers verres de son eau. Il éprouva un inconvénient que j'ai vu arriver à d'autres malades, c'est qu'il ne pouvoit uriner dans le bain, et qu'il étoit obligé d'en sortir pour satisfaire ce besoin. Après environ cinq semaines de ces exercices et quelques purgatifs, le malade reprit des forces, digéra mieux, eut le teint meilleur ; mais l'hypocondre étoit encore bien tendu. Ce malade auroit eu besoin de prendre les eaux pendant au moins trois mois.

C'est ici le lieu de faire une observation, de l'utilité de laquelle chacun peut facilement se convaincre, c'est que, pour le plus grand nombre des malades qui prennent les eaux de Plombières, il faut nécessairement recourir aux purgatifs, parce que ces eaux ne lâchent point du tout le ventre ; cependant il ne faut point suivre aveuglément tous les conseils de bonnes femmes. C'est toujours le Médecin qui doit décider de la nature et de la fréquence des remè-des purgatifs. Le malade dont je parle ici, et tous ceux de cette sorte, ne peuvent être guéris, même dans un été ; les eaux et les autres remèdes agissent bien plus efficacement quand le mal est moins invétéré ; mais notre malade étoit attaqué depuis plusieurs années. Il est des circonstances où les eaux, au lieu d'être utiles deviennent funestes ; c'est lorsque l'épanchement de l'humeur séreuse est prêt à se for-mer. Le bain alors fait déclarer promptement l'hydropisie. Il faut donc avant de le conseiller palper le malade avec grande attention, et savoir l'interroger ; dans ces cas la douche et la boisson peuvent encore être utiles; mais il faut bien de la circonspection.

J'ai causé avec plusieurs autres malades attaqués d'obstruc-tions, et ils m'ont dit que les eaux des Plombières avoient beaucoup diminué leurs maux depuis plusieurs années qu'ils en faisoient usage ; mais j'ai remarqué que ceux qui se louoient des eaux, étoient des malades qui avoient un désir bien décidé de guérir, c'est-à-dire qu'ils suivoient un ré-gime très-sage, qu'ils faisoient beaucoup d'exercice, qu'ils s'étoient étudié à obtenir, sans grande difficulté, de l'em-pire sur leurs passions ; alors la nature n'ayant plus à luter contre une infinité d'obstacles qui gènent son travail, les eaux, aidées de quelques autres moyens tels que des purga-tifs, et quelques incisifs, produisoient des effets avantageux,

Mais que le Médecin a de peine à obtenir de quelques malades qu'ils soient sobres, tempérans, qu'ils fassent des exercices convenables, qu'ils ayent une ame tranquille ! que les eaux même les plus actives, que les remèdes pharmaceutiques les plus énergiques et les plus sagement ordonnés ont peu de vertu, au milieu des troubles et des angoises de l'ame, au milieu des repas somptueux et délicats, et dans un lit, sur un fauteuil ou un canapé !

OBSERV. III. Elle va nous offrir une cure parfaite de maux de nerfs accompagnés de convulsions.

Melle. A * * * d'Epinal, âgée de 20 ans, éprouvoit des convulsions assez fortes ; elle ne pouvoit remuer les bras, sans ressentir aussitôt des espèces de défaillances qui amenoient les convulsions. Avec des nerfs très-irritables, il y avoit trois causes matérielles de maladie, des vers dans les intestins, une galle répercutée, et une suppression de menstrues. Je commençai par évacuer fortement la malade, avec un émético-cathartique, afin d'expulser les vers et de donner une secousse qui pût reporter l'humeur à la peau. Je fis boire beaucoup de ptisanne amère et diaphorétique. Je continuai ce traitement en revenant plusieurs fois à l'émético-cathartique, pendant un mois. La malade rendit environ une douzaine de vers, elle évacua une quantité énorme de bile et de glaires. Les convulsions devinrent moins fortes et moins fréquentes, la galle commença à reparoître à la peau. Je fis faire alors usage du souffre à l'intérieur, l'humeur psorique parut plus abondamment. Je faisois continuer les ptisannes amères et diaphorétiques, et je purgeois la malade. Les règles commencèrent à paroître, moyennant encore quelques bains de pieds et quelques poudres emmenagogues.

A la seconde époque, les règles parurent plus abondamment, parce que la matière morbifique étoit évacuée en grande partie, parce que l'humeur psorique étoit reportée à la circonférence, et parce que je fis appliquer les sangsues. La malade depuis ce moment n'eut plus de convulsions, mais il lui restoit encore une grande irritabilité de nerfs, elle n'osoit encore faire de grands mouvemens avec ses bras, dans la crainte de voir recommencer les convulsions; elle avoit aussi une douleur dans la hanche droite, ce qui l'empêchoit de se tenir droite et de marcher facilement : ses règles ne marchoient pas encore parfaitement bien. Si cela eût été possible, je lui aurois ordonné les eaux de Plombières plutôt ; mais des circonstances impérieuses empêchèrent qu'elle pût les prendre avant la fin de juin. Elle y vint donc. Je fus d'avis qu'en buvant les eaux, elle se baignât et qu'elle prît la douche. Un autre homme de l'art vouloit s'y opposer ; j'insistai, elle suivit mon avis, et elle s'en est si bien trouvée, qu'au bout de 30 jours environ de ces différens exercices, elle est partie de Plombières parfaitement rétablie, faisant tous les mouvemens possibles avec ses bras, sans avoir la moindre atteinte de convulsions, marchant très-bien, se tenant fort droite, ayant bon appétit et étant bien réglée. Je la vois tous les jours, et actuellement, c'est - à - dire, quatre mois après son retour des eaux, elle continue de jouir de la meilleure santé possible.

Je crois que les divers remèdes que la malade a pris avant de venir aux eaux, ont fort contribué à sa guérison; mais il n'en est pas moins vrai que le bain et la boisson des eaux thermales convenoient bien pour expulser les restes de l'humeur galleuse par les pores de la peau, et pour disposer les vaisseaux de l'utérus et de tout le système utérin à laisser couler librement les menstrues. Il n'est pas nécessaire, je pense, d'entrer dans une longue discussion, pour prouver que le bain étoit très-bien indiqué dans ce cas. L'expérience, seule bonne base des raisonnemens médicinaux, a appris et apprend tous les jours, que dans les cas d'humeurs repercutécs, où existantes à la peau, et dans ceux de menstruation dérangée par cause irritante, les bains chauds sont très-salutaires.

OBSERV. IV. La malade qui fait le sujet de l'observation suivante, n'avoit point de convulsions, mais sa maladie offroit des symptômes nerveux, tels que des palpitations de cœur. C'étoit une jeune personne de vingt-deux ans : elle étoit mal réglée, on peut même dire, point du tout. Grande et bien faite, elle éprouvoit depuis près de deux ans, les symptômes suivans. Au moindre mouvement qu'elle se donnoit, des palpitations de cœur, un anéantissement total des forces, un fond de tristesse extrême, des maux d'estomac, des coliques intestinales, un teint pâle et jaune; elle avoit quelquefois craché du sang, et on craignoit pour elle la phtysie pulmonaire, parce qu'une de ses sœurs en étoit morte.

Avant de venir à Plombières, je lui avois donné mes soins pendant environ deux mois.

J'étois parvenu, à l'aide de demi-bains domestiques, à faire reparoître un peu ses menstrues et à lui redonner un peu de vigueur. Après un mieux être très-apparent, et qui avoit duré plus d'un mois, je quittai la malade qui habite Epinal, pour me rendre à Plombières. Durant mon absence, elle ne fit plus rien, et elle retomba à peu-près dans son premier état. Etant venu à Epinal, je la vis, et je lui conseillai de venir faire usage des eaux de Plombières. Dans la crainte d'offenser sa poitrine, je crus ne devoir lui faire prendre que des demi-bains et très-tempérés, et pour boisson les eaux savoneuses coupées avec le lait, et à ses repas, les eaux de Bussang, coupées avec le vin. Je savois que la malade avoit éprouvé autrefois des maladies de peau.

Tout ce traitement n'opéra pas un grand bien durant le premier mois : il est vrai que la malade s'ennuyoit un peu, parce que la pluie étant continuelle, elle ne pouvoit sortir ni se promener. Les règles ne venoient pas encore bien : le teint étoit très-pâle, et tous les jours les palpitations de cœur se faisoient sentir. Cependant les forces revenoient un peu. Je conseillai à la malade de continuer ses exercices pendant une saison encore. Le mieux devint plus marqué, le teint se colora un peu, et quelques taches dartreuses se manifestèrent à la peau. La malade faisoit déjà des promenades assez longues à pied, le beau temps étant revenu, elle avoit bon appétit. Elle ne ressentoit plus de maux d'estomac, ni de coliques, et elle s'en retourna chez elle très-contente. Elle a continué depuis à aller de mieux en mieux. Une galle s'est manifestée à la peau, et à mon retour des eaux, cette galle étoit très-apparente. Je ne voulus rien faire pour la guérir, je lui fis prendre seulement quelques ptisannes diaphorétiques, et la galle devint très-considérable. A mesure que l'humeur se portoit à la circonférence, le teint devenoit meilleur, les règles couloient bien ; et dans le moment où j'écris ceci elle jouit de la plus belle santé possible. La galle est diminuée, mais il survient des clouds ou furoncles à la malade, qui ne peuvent qu'améliorer encore son état, et rendre sa santé plus constante.

Je crois voir ici le grand bien de l'usage des eaux de Plombières, dans la disposition qu'elles ont données à la peau à servir d'émonctoire à l'humeur morbifique ; elles ont favorisé le mouvement centrifuge. La matière âcre a quitté les viscères, et ceux-ci ont mieux fait leurs fonctions. La poitrine pour laquelle on craignoit, n'a point été lesée. Si cette humeur psorique n'étoit point sortie, il y a tout lieu de croire, qu'elle se seroit fixée sur les poulmons, et auroit fait périr la malalade de pthysie, ainsi que cela étoit arrivé à une de ses sœurs, un an auparavant.

Il a été nécessaire de surveiller soigneusement l'administration des eaux pour cette jeune malade. Il n'étoit pas indifférent qu'elle prît des bains plus ou moins chauds, qu'elle prît des bains entiers ou des demi-bains , qu'elle bût les eaux chaudes ou les eaux froides. D'autres Médecins l'eussent sans doute aussi bien dirigée que moi , mais il est à craindre que si aucun homme de l'art n'eût présidé à ce traitement, les eaux qui lui ont été si salutaires, ne lui fussent devenues funestes.

J'ai vu plusieurs autres personnes attaquées de maux de nerfs, à qui les eaux de Plombières n'ont pas été aussi salutaires, qu'aux deux malades des observations précédentes, sans cependant qu'elles leur fussent nuisibles ; mais plusieurs raisons en étoient cause. Ces personnes n'étoient point aussi jeunes que mes deux malades ; leurs maladies étoient plus invétérées ; elles menoient un genre de vie différent ; les eaux ne produisoient point sur elles de mouvemens aussi apparens, ni aussi actifs. Il ne se faisoit point de véritables crises, et il en faut pour détruire une maladie aigue ou chronique.

OBSERV. V. M. L✱✱✱. avoit perdu l'usage de ses extrêmités supérieures et inférieures, par un rhumatisme gouteux qui le tourmentoit depuis près d'un an. Il avoit d'abord fait usage pendant plusieurs mois de remèdes rafraîchissans qui n'avoient produit aucun soulagement. Des douches et des étuves domestiques ayant paru lui faire du bien , il résolut de venir prendre les eaux de Plombières. Il y a fait trois saisons l'année dernière ; c'est-à-dire, qu'en trois fois, il y est demeuré à peu-près trois mois. Il a été tellement soulagé à la première saison, qu'il a récupéré l'usage de ses mains, et que ses doigts, qui étoient tout crochus, sont revenus dans leur état naturel, au point qu'il peut écrire. Les deux autres saisons ont amélioré l'état des extrêmités inférieures, de manière qu'il n'en souffroit plus , et que l'articulation du pied avec la jambe commençoit à se mouvoir, sans cependant qu'il pût se tenir debout. Le malade prenoit tous les jours quatre heures de bain, dans une cuve, une demi-heure de douche et plus d'un quart d'heure d'étuve.

Il en prit d'abord quelques-unes entières, mais ensuite il ne voulut plus les prendre qu'à mi-corps, et pour cela il fit percer la porte de l'étuve dite l'enfer, de manière à ce qu'il pût passer ses jambes et ses cuisses, il buvoit aussi tous les matins huit à dix verres d'eau chaude, et à ses repas l'eau de Bussang avec son vin. La crise principale que les eaux ont produit a été des sueurs.

Le malade n'étoit pas jeune, il avoit au moins 55 ans. Il est vrai que le fond de sa santé étoit excellent : il mangeoit du meilleur appétit et dormoit bien. Je ne doute point qu'il ne parvienne à une guérison parfaite, ou à peu de chose près. Il a bien éprouvé, ainsi que les malades des Observations précédentes, que les eaux de Plombières avoient plus d'efficacité en bain et en douches, que l'eau commune. Les bains domestiques en général affoiblissent dávavantage ; il faut donc regarder les eaux chaudes de Plombières comme légèrement toniques, ce qui peut venir de leur nature alkaline.

OBSERV. VI. Un autre malade, qui étoit affecté à peu-près comme le précédent, et qui ne pouvoit marcher qu'avec des béquilles, s'en est retourné chez lui l'année dernière très-bien portant. Il faisoit à pied, des promenades de plus de deux lieues, et dans des lieux très-montueux. Il se baignoit trois heures, se douchoit une demi-heure, et buvoit les eaux chaudes. Le fond de sa maladie étoit aussi une humeur rhumatismale, et la crise s'est faite par la peau, c'est-à-dire, par des transpirations et des sueurs. Ce malade étoit à peu-près aussi âgé que celui de l'Observation précédente : il avoit comme lui un bon fond de santé, et les viscères en bon état.

Quoique que je ne dirigeasse pas ces deux malades, cependant, comme je les voyois tous les jours, et que je causois beaucoup avec eux, j'ai suivi l'effet du remède et les progrès de la cure avec toute l'attention dont je suis capable, et j'ai vu que les eaux leur avoient été très-utiles.

Beaucoup d'autres personnes attaquées d'humeurs rhumatismales, de sciatiques, ont éprouvé les unes un peu de soulagement, les autres point. J'ai reconnu qu'en général les rhumatismes universels étoient plus aisés à guérir qu'un rhumatisme local. L'humeur sans doute étant plus éparpillée, sa coction et son élimination se font plus facilement.

Avant de finir cet article, je dirai encore que j'ai vu deux pauvres malades qui m'ont demandé mes conseils, et qui avoient des rhumatismes locaux et partiels, l'un à un genou, l'autre à un bras. Tous deux ont été extrêmement soulagés par l'usage des bains et de la douche. Leurs cures pouvoient passer pour presque parfaites, et si leurs moyens et leurs occupations leur eussent permis de rester plus long-temps, je ne doute pas qu'ils n'eussent été radicalement guéris.

OBSERV. VII. Je vais parler dans cette Observation et la suivante, de deux malades qui avoient des affections laiteuses, et qui ont éprouvé des effets différens des eaux de Plombières. J'ai dirigé pendant six semaines l'une, et c'est celle qui n'a éprouvé presqu'aucun bien des eaux, quoique ce fût la plus jeune; mais elle avoit des symptômes beaucoup plus alarmans; souvent elle perdoit la tête et battoit la campagne.

La première avoit à peu-près 40 ans, et elle étoit accouchée depuis un an ou deux. Elle étoit d'une constitution assez délicate. Sa poitrine étoit foible, elle ressentoit des douleurs rhumatiques dans les bras, douleurs que ses médecins attribuoient au lait, et c'est ce que l'événement a confirmé.

Elle commença par boire les eaux chaudes, et bientôt elles produisirent sur elle un effet très-salutaire : ce fut un dévoiement modéré, et par lequel l'humeur laiteuse s'évacuoit d'une manière sensible. Il est bon d'observer que c'est très-rarement que les eaux de Plombières lâchent le ventre

La malade prit ensuite quelques bains tempérés au bassin du bain royal. Elle ne se baignoit qu'à mi-corps, elle y restoit peu de temps. Au bout de trois semaines de ces exercices, elle fut extrêmement soulagée et de la poitrine et de ses douleurs de bras. Elle alla ensuite passer quinze jours chez elle, et elle revint pour consolider davantage sa guérison. La boisson des eaux chaudes procura encore le dévoiement de l'humeur laiteuse. Elle prit encore le bain comme la première fois, et quelques étuves, qui opérèrent le plus salutairement possible : enfin elle est retournée chez elle très-satisfaite des eaux et de sa santé.

C'étoit encore une de ces maladies qui avoit absolument besoin d'être conduite par un homme de l'art. Il falloit qu'elle fît ses exercices avec sagesse et précaution: il a été fort heureux pour elle aussi, sans doute, que son tempérament ait été tel qu'il ait obéi si facilement à l'action des eaux : leur qualité alkaline ne peut que convenir pour détruire l'acidité laiteuse. Elles ont agi et par les premières voies, et par les transpirations et les sueurs.

OBSERV. VIII. L'autre malade, comme je l'ai déjà dit, quoique plus jeune et plus forte, avoit des symptômes plus fâcheux. Elle éprouvoit des maux de tête cruels, au point quelle en perdoit l'esprit, et devenoit folle. Il lui sembloit que son sang bouilloit dans ses veines. Son appétit étoit très-déréglé, ainsi que ses digestions. Ses règles venoient mal. Il n'y avoit pas une partie de son corps où elle ne ressentit des douleurs insupportables. Cette femme avoit essuyé du chagrin lors de sa dernière couche, elle avoit été extrêmement effrayée au moment que ses lochies couloient encore ; et les lochies et le lait s'étoient perdus dès cet instant. On l'avoit beaucoup saignée dans le traitement qu'on lui avoit fait d'abord. Elle avoit pris quantité de remèdes qui ne lui avoient procuré aucun soulagement. Arrivée à Plombières, son mari me consulta. D'après le détail de la maladie et du traite-

E

ment antérieur, je fus fâché de voir qu'on eût prodigué la saignée ; et d'après l'inutilité des autres moyens, et les avantages que la femme de l'observation précédente avoit retirés des eaux, je conseillai au mari de faire baigner sa femme dans le bain le plus tempéré, tous les matins, pendant deux ou trois heures , de lui faire prendre un bain de pieds tous les soirs avant son souper, de boire les eaux chaudes, puisque l'estomac les supportoit bien. Elle fit tous ces exercices pendant une quinzaine de jours, sans éprouver aucun soulagement , sinon que ses règles commencèrent à reparoître. Pour les faire aller mieux, quoique je désapprouvasse les saignées, je fis appliquer quelques sangsues. Elle fut soulagée pendant quelques jours. La tête étoit un peu moins malade au physique et au moral, mais ce mieux ne dura pas. J'insistai néanmoins pour qu'elle continuât l'usage des bains ; et comme elle ressentoit des démangeaisons et des picotemens à la peau, et qu'il étoit très-difficile de lui lâcher le ventre, je crus que la nature se débarrasseroit plus aisément de l'humeur morbifique par la peau ; en conséquence je lui fis prendre quelques bains de vapeurs, et je lui fis boire au sortir de l'étuve et dans son lit quelques tasses d'une infusion sudorifique. Elle suoit un peu, mais ce n'étoient pas là des sueurs vraiment critiques, puisqu'elles ne soulageoient point la malade. J'essayai les lavemens adoucissans et légérement purgatifs. Tout cela ne produisit point de bien marqué. Enfin comme j'étois obligé de quitter Plombières , je lui conseillai d'y rester encore , de continuer les bains tempérés et les eaux savoneuses coupées soit avec le lait , soit avec quelque infusion de violette , et de tilleul. Elle a formé le projet d'y passer l'hiver ; j'apprends depuis quelques jours qu'elle commence à éprouver du mieux, sans doute qu'à raison de la gravité du mal, il faut que la malade use plus long-temps du remède.

On demandera pourquoi les eaux n'ont point agi aussi efficacement dans le cas de la dernière observation, que dans

celui de la précédente. Je crois avoir déja avoir répondu
en grande partie à cette question ; les causes de la maladie
chez la seconde malade étoient bien plus graves, les nerfs
avoient été extrêmement agités, et par des mouvemens brusques ; la malade avoit été fort tourmentée par des chagrins
domestiques ; on avoit énervé le principe vital par les fréquentes saignées, et par conséquent on avoit diminué les
ressources de la nature pour combattre la maladie ; les causes
physiques et morales ont donc contribué par leur plus grande
intensité à rendre la dernière maladie plus difficile à guérir.

OBSERV. IX. Un jeune homme avoit une dartre très-considérable à la face, qui lui couvroit la moitié du visage ; il
s'est baigné, il a bu les eaux savoneuses, coupées avec le
lait, parce que sa poitrine étoit foible, et il a été guéri
dans l'espace d'un mois ; il faut ajouter qu'il a été purgé
trois ou quatre fois.

OBSERV. X. Une jeune personne avoit eu la galle, elle
se baignoit pour une autre incommodité ; la galle a reparue
et a été guérie ainsi que l'autre affection par la continuation
des bains, de la boisson des eaux chaudes et les purgatifs.

C'est une chose qu'il ne faut point oublier dans les maladies de la peau : il faut purger après avoir délayé, sans
quoi l'on risque de ne faire que changer de place à l'humeur.

La jeune personne dont j'ai parlé à l'occasion des maladies nerveuses avoit un vice dartreux ; l'usage des bains a
reporté l'humeur à la peau.

Je ne m'appesantirai pas davantage sur les faits de cette
nature ; tout le monde sait combien les bains et les boissons copieuses sont utiles et salutaires dans les maladies de
ce genre.

OBSERV. XI. Me. P... avoit une hémiplégie imparfaite,
elle traînoit un peu la cuisse, la jambe et le pied gau-
che, son bras et sa main du même côté avoient peine à
exécuter du mouvement. La malade ne pouvoit les remuer

sans avoir des spasmes et des tremblemens très-incommo-
des ; elle étoit d'une constitution replète, le col court , les
nerfs très-irritables, et elle avoit eu beaucoup de chagrin
dans sa vie.

Me. P... prit pendant soixante jours les bains tempérés
dans une cuve , sans mettre d'autre intervalle que les jours
de purgations ; elle buvoit tous les jours une pinte d'eau
thermale, tantôt seule , tantôt coupée avec le petit lait ,
elle prenoit la douche pendant une demi-heure, elle prit
aussi deux ou trois bains de vapeurs.

Elle a recueilli de tous ces exercices un mieux–être , elle
marchoit plus librement , elle se servoit de sa main et de
son bras avec plus d'aisance ; les seules évacuations qu'elle
ait eu, ce sont des sueurs, mais peu abondantes ; j'étois
obligé de la purger chaque dix jours , parce qu'elle avoit
beaucoup de bile et de glaire.

La nature ici étoit un peu paresseuse , aussi ne s'est-il
point manifesté de travail vraiment critique , il eut fallu ,
après un repos de quelques semaines, recommencer les exercices ; et sans doute le mieux eut été plus satisfaisant.

OBSERV. XII. Le sieur C ★ ★ ★ âgé de plus de 60 ans ,
avoit une hémiphlégie à la suite d'une attaque d'apoplexie,
le bras et la main gauches étoient absolument paralysés ,
le mouvement du bras impossible , peu de sensibilité : quant
à la jambe , le malade marchoit un peu en la traînant ; mais
elle étoit moins insensible que le bras. Il prit pendant trois
saisons de vingt jours chacune le bain au bassin du bain
royal pendant trois heures , la douche pendant une demi-
heure ; il buvoit journellement dix à douze verres d'eau
chaude, il a été purgé plusieurs fois , mais peu et difficile-
ment ; l'état de la jambe est devenu meilleur, puisqu'il a pu
marcher avec une canne, mais le bras et la main n'ont ob-
tenu aucun changement.

Après son retour des eaux , le malade a fait usage des

poudres d'Ailhaud, qui l'ont purgé très-bien ; mais quoique sa santé paroisse meilleure, son bras et sa main restent paralysés.

Je parlerai encore d'un jeune enfant de sept à huit ans, qui ne pouvoit marcher, et qui étoit comme imbécille. Après l'usage du bain et de la douche pendant plusieurs saisons, il est parvenu à marcher, et l'état de ses facultés intellectuelles s'est amélioré en même temps.

Je crois que les eaux de Plombières sagement et un peu longuement administrées, peuvent guérir des paralysies occasionnées par une humeur rhumatismale, par le lait, parce que ces sortes d'humeurs ont assez de pente à sortir par la peau, par les urines ; mais les eaux échoueront souvent dans les cas de paralysies à la suite d'apoplexie, et sur-tout chez des sujets âgés ; ainsi que dans les paralysies accompagnées de fortes obstructions dans les viscères du bas-ventre ; en un-mot toutes les fois qu'une humeur récente et mobile occasionnera paralysie chez des sujets jeunes encore, ou qui ont une bonne constitution physique, et point enclin à l'apoplexie, on peut les amener en toute sûreté à Plombières, ils ne peuvent qu'y trouver leur guérison ; hormi les cas susdits, je crois qu'ils n'y trouveront guères de soulagement en général dans cette maladie ; les évacuations par les selles sont absolument essentielles ; l'expérience le prouve, c'est pourquoi je ne m'étonne point que les poudres d'Ailhaud, qui sont un purgatif actif, ayent produit de bons effets dans des cas de cette nature.

J'ai aussi vu à Plombières plusieurs autres malades attaqués de maladies différentes de celles dont je viens de parler, telles que des coliques, des chlorosis, des cancers, des maux d'estomac, des fièvres intermittentes ; plusieurs de ces malades ont été guéris, et d'autres soulagés ; deux fièvres intermittentes de ma connoissance, l'une quotidienne, l'autre tierce ont été guéries en quinze jours. Le malade attaqué de la fièvre tierce, a bu les eaux chaudes, et ne s'est point baigné. Le malade attaqué de la fièvre quotidienne s'est baigné, et il a également guéri.

On voit aussi beaucoup de guérisons et de soulagemens opérés par le bain et la douche, dans les suites de fracture, de luxation; et ce qui doit faire croire que les eaux de Plombières conviennent bien dans ces cas, c'est que les Chirurgiens du Val-d'Ajol, gens aussi estimables par leurs talens que par leur mœurs et leur modestie, et qui ont une grande pratique dans ce genre-là, y envoyent presque tous leurs malades.

J'ai vu beaucoup de personnes auxquelles les eaux ont été à peu-près inutiles, mais l'inutilité venoit souvent de ce que le mal étoit trop invétéré, souvent de ce que les malades se conduisoient mal, malgré les avis du Médecin, souvent encore de ce que les malades restoient trop peu de temps aux eaux. C'est le cas de la plupart des pauvres, mais j'y reviendrai tout à l'heure.

Il est aussi des circonstances où j'ai vu les eaux de Plombières nuisibles, c'est lorsque l'épanchement poreux est imminent, alors si les malades ne les quittent pas tout de suite, ils ne tardent pas à devenir hydropiques, j'en ai vu quelques exemples.

Relativement aux pauvres, il y a des abus qu'il seroit utile de réformer, parce qu'ils empêchent que ces malheureux ne profitent, autant qu'ils le pourroient de la libéralité des fondateurs, et de la salubrité des eaux. Un pauvre de l'hôpital ne peut rester qu'un certain temps, comme quinze jours ou trois semaines au plus, dans cet hospice, ce temps étant écoulé, il faut qu'il sorte, pour être remplacé par un autre; il paroît qu'on a voulu favoriser un plus grand nombre de pauvres par cet usage, mais ne vaudroit-il pas mieux en guérir deux ou trois par an, que d'en soulager peu où

point un grand nombre ? Quand un pauvre malade éprouve
un bien marqué de l'usage des eaux , il faudroit, ce me semble , qu'il continuât son séjour à l'hôpital, et qu'il y restât
autant de temps que le Médecin le jugeroit nécessaire : tout
comme le même Médecin pourroit renvoyer le malade auquel il verroit que les eaux sont nuisibles. On devroit donc
accorder des permissions qui ne seroient limitées que par le
Médecin.

Encore quelques observations, et je finis. Il seroit intéressant que dans des bains publics destinés sur-tout à des malades , on trouvât les commodités nécessaires et presqu'in-
dispensables pour obtenir tout le succès qu'on en attend. Je
voudrois, par exemple , qu'au sortir du bain on pût s'essuyer
dans un lieu propre, éclairé et sec , je voudrois de même
qu'au sortir de l'étuve , on pût entrer dans une salle chaude
et propre, et même y trouver un lit bien chaud , bien à l'abri
de tout courant d'air ; je voudrois que la douche pût se
prendre dans une petite salle suffisamment éclairée, et qu'il
y eût a côté , attenant à cette salle de douche , une autre
chambre chaude et éclairée ; tout cela n'est pas impossible
à exécuter.

Une pratique très-utile en Médecine , et qui a été très-
usitée chez les anciens , et qui est fort négligée de nos jours,
ce sont les frictions. Il devroit y avoir des femmes et des
hommes destinés à faire ces frictions. J'ai vu plusieurs fois
à Paris , chez M. Albert , des personnes qui, après le bain
de vapeurs, se contentoient de se mettre au lit et de prendre
un bouillon, elles étoient médiocrement soulagées ; mais
ayant ensuite suivi le conseil que je leur donnois de se
faire frictionner , même fortement, au sortir de l'étuve, dans
une chambre chaude , et dans un lit bien chaud , elles en
ont ressenti un bien plus grand soulagement ; ces sueurs venoient bien plus aisément et plus abondamment ; les personnes éprouvoient après un pareil bain et de telles fric-

tions, un bien - être inconcevable ; j'en ai vu qui avoient le corps très-propre, et qui cependant après ces frictions, laissoient sur le linge avec lequel on les frictionnoit une crasse très-abondante ; j'ai éprouvé par moi-même l'efficacité du bain de vapeurs pris de cette manière. J'étois fortement enrhumé durant le gros hiver de 1788 à 1789, je résolus de guérir mon rhume par le moyen de l'étuve ; j'en pris deux en deux jours, et chacun d'une demi-heure ; je me fis frictionner, je transpirai considérablement, et je fus guéri de mon rhume.

Je ne sais si j'ai bien rempli le but que je m'étois propofé. Je sens que plusieurs personnes désireront peut – être que j'eusse rapporté un plus grand nombre d'exemples : mais outre que je n'ai pu cette année suivre beaucoup de malades, je crois encore que trop de citations de ce genre deviennent par fois fastidieuses. Cependant je me propose, sans être pour cela trop prolixe, de rapporter dans la suite une plus grande quantité de faits, et sur des maladies sur lesquelles je n'ai point donné de détail cette année. Tout Médecin doit fon temps et sa vie aux progrès de son art, & au soulagement de ses semblables. Quand il a rempli cette tâche de son mieux, on peut dire qu'il a bien mérité de ses Concitoyens et même de l'humanité entière.